Alivio del dolor y tratamiento paliativo en el cáncer infantil

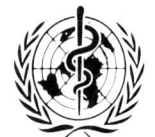

Organización Mundial de la Salud
Ginebra
1999

Catalogación por la Biblioteca de la OMS

Alivio del dolor y tratamiento paliativo en el cáncer infantil.

"Es complementario del volumen *Alivio del dolor en el cáncer*, publicado por la OMS en su segunda edición en 1996..." – prefacio

1. Neoplasmas – en la infancia y la niñez   2. Dolor – en la infancia y la niñez
3. Narcoterapia – en la infancia y la niñez

ISBN 92 4 354512 4   (Clasificación NLM: QZ 275)

La Organización Mundial de la Salud dará consideración muy favorable a las solicitudes de autorización para reproducir o traducir, íntegramente o en parte, alguna de sus publicaciones. Las solicitudes y las peticiones de información deberán dirigirse a la Oficina de Publicaciones, Organización Mundial de la Salud, Ginebra, Suiza, que tendrá sumo gusto en proporcionar la información más reciente sobre cambios introducidos en la obra, planes de reedición, y reimpresiones y traducciones ya disponibles.

© **Organización Mundial de la Salud 1999**

Las publicaciones de la Organización Mundial de la Salud están acogidas a la protección prevista por las disposiciones sobre reproducción de originales del Protocolo 2 de la Convención Universal sobre Derecho de Autor. Reservados todos los derechos.

Las denominaciones empleadas en esta publicación y la forma en que aparecen presentados los datos que contiene no implican, por parte de la Secretaría de la Organización Mundial de la Salud, juicio alguno sobre la condición jurídica de países, territorios, ciudades o zonas, o de sus autoridades, ni respecto del trazado de sus fronteras o límites.

La mención de determinadas sociedades mercantiles o de nombres comerciales de ciertos productos no implica que la Organización Mundial de la Salud los apruebe o recomiende con preferencia a otros análogos. Salvo error u omisión, las denominaciones de productos patentados llevan en las publicaciones de la OMS letra inicial mayúscula.

Typeset in Hong Kong
Printed in Singapore
99/12688 – Best-set/SNP – 4300

ORGANIZACIÓN MUNDIAL DE LA SALUD

ALIVIO DEL DOLOR Y TRATAMIENTO PALIATIVO EN EL CÁNCER INFANTIL

CORRIGENDUM

Página 38, cuadro 6

En la columna «Dosis habitual de inicio, IV o SC», la dosis de hidromorfona para niños ≥ 50 kg debe decir:

1–1,5 mg cada 2–4 horas

ORGANIZACIÓN MUNDIAL DE LA SALUD

ALIVIO DEL DOLOR Y TRATAMIENTO PALIATIVO EN EL CÁNCER INFANTIL

CORRIGENDUM

Página 38, cuadro 6

En la columna «Dosis habitual de inicio, IV o SC», la dosis de hidromorfona para niños ⩾ 50 kg debe decir:

1–1,5 mg cada 2–4 horas

Índice

Prefacio	vii
Nota de agradecimiento	ix
Introducción	1
Alcance del problema	1
La naturaleza del dolor en los niños	3
Parte 1. Asistencia completa al niño con cáncer	**5**
Introducción	7
El tratamiento paliativo	8
Tipos de dolor en el cáncer infantil	10
Parte 2. Estrategias terapéuticas	**13**
Introducción	15
Evaluación del dolor	17
Pautas de la terapia no farmacológica de alivio del dolor	20
Métodos de apoyo	20
Métodos cognitivos	23
Métodos comportamentales	24
Métodos físicos	25
Pautas de la farmacoterapia analgésica	27
«Por peldaños»	27
«Por el reloj»	29
«Por la vía adecuada»	29
«Para cada niño»	31
Medicamentos específicos para el alivio del dolor	33
Analgésicos no opioides	33
Analgésicos opioides para el dolor leve a moderado	34
Analgésicos opioides para el dolor moderado a severo	35

Tratamiento de los efectos secundarios de los
   opioides — 46
      Estreñimiento — 46
      Náusea, vómitos — 46
      Prurito — 47
      Depresión respiratoria — 47
      Confusión, alucinaciones — 48
      Mioclonías — 48
      Somnolencia — 48

Dependencia y tolerancia a los opioides — 50

Terapia coadyuvante — 52
   Antidepresivos — 52
   Anticonvulsivos — 53
   Neurolépticos — 56
   Antieméticos — 56
   Sedantes, hipnóticos y ansiolíticos — 57
   Antihistamínicos — 57
   Corticosteroides — 58
   Psicoestimulantes — 58
   Recursos anestésicos y neuroquirúrgicos — 59

Dolor relacionado con los procedimientos aplicados — 61
   Principios generales — 61
   Enfoques terapéuticos — 62

Asistencia espiritual — 68

Problemas éticos en el control del dolor — 69
   Cuidado del niño moribundo — 69
   Eutanasia y asistencia médica al suicidio — 70
   Equidad en el empleo de recursos limitados — 71

Educación profesional — 72

Educación del público — 74

Aspectos legislativos y normativos — 75

Aspectos organizativos — 77
   Servicios de salud — 77
   Centros de salud — 78
   Hospicios y asistencia domiciliaria — 78

ÍNDICE

Resumen de las principales propuestas ... 80
    Recomendaciones clínicas ... 80
    Recomendaciones administrativas y
        educacionales ... 81
Referencias ... 83
Bibliografía recomendada ... 86

Prefacio

En 1993 la OMS y la Asociación Internacional para el Estudio del Dolor (IASP) convocaron a expertos en oncología, anestesiología, neurología, pediatría, enfermería, tratamiento paliativo, psiquiatría, psicología y atención pastoral a una conferencia sobre el dolor en el cáncer infantil y su tratamiento paliativo. En aquella reunión, que tuvo lugar en Gargonza, Italia, se convino en que el alivio del dolor debe ser considerado como un componente esencial de la asistencia en el cáncer, y que, con voluntad y el empleo adecuado de la tecnología disponible, la mayoría de los niños que padecen cáncer en todo el mundo pueden recibir alivio del dolor y tratamiento paliativo, aunque su curación sea imposible.

El control del dolor en el niño con cáncer viene siendo inadecuado como consecuencia de una serie de temores e ideas equivocadas, entre ellos:

- el temor a crear «adicción» a las drogas en el sentido vulgar del término, que ha restringido la administración de analgésicos opioides y generalmente ha llevado a emplearlos como último recurso, con el resultado de privar a los niños de los medicamentos potentes que pueden ser eficaces para aliviar el dolor intenso del cáncer;

- el desconocimiento de la farmacodinamia y la farmacocinética de los analgésicos opioides en los niños y su consiguiente utilización en dosis insuficientes, a intervalos inadecuados y por vías innecesariamente dolorosas o poco efectivas;

- la falta de conocimiento acerca de la naturaleza de la percepción infantil del dolor y de la enfermedad, que hace que algunos de los responsables de tratar a los niños con cáncer no sepan evaluar todos los factores que causan dolor o lo agravan, y por consiguiente no sepan tratarlo adecuadamente;

- la falta de información acerca de las técnicas sencillas, comportamentales, cognitivas y de apoyo, que pueden reducir el dolor, con el resultado de que los profesionales de la salud no puedan enseñar esas valiosas técnicas a los niños ni a sus familias.

Por estas razones y otras semejantes se consideró necesario editar un libro exclusivamente dedicado al alivio del dolor y el tratamiento paliativo en el cáncer infantil. Con esta obra se pretende disipar los malentendidos y proporcionar la información necesaria, y de esa manera brindar una guía integral del tratamiento del dolor en el niño con cáncer.

Las pautas que contiene este libro han sido aprobadas tanto por la OMS como por la IASP. Aunque se ha escrito pensando en el personal de salud directamente responsable de la asistencia a los niños con cáncer, su lectura debe interesar también a las autoridades sanitarias y a quienes tienen la misión de legislar sobre la disponibilidad de los analgésicos opioides. Es complementario del volumen *Alivio del dolor en el cáncer*, publicado por la OMS en su segunda edición en 1996, que contiene una guía sobre disponibilidad de opioides. Como se señaló en esa publicación, el tratamiento del dolor en el cáncer no debe ser algo aislado, sino parte de un tratamiento paliativo global. El alivio de otros síntomas del cáncer y de sus problemas psicológicos, sociales y espirituales es fundamental. Tratar de aliviar el dolor sin ocuparse de las dificultades no corporales del paciente puede fácilmente conducir a la frustración y el fracaso.

Nota de agradecimiento

Se agradece el apoyo financiero y la asistencia de la Fundación Livia Benini, de Florencia, Italia, en la organización de la conferencia que sirvió de base a este libro.

Las siguientes instituciones también aportaron amablemente su apoyo financiero a la conferencia:

American Italian Foundation, Nueva York, NY, Estados Unidos de América

Canadian Cancer Society, Toronto, Canadá

Cancer Relief India, Londres, Inglaterra

Centro Colaborador de la OMS para el Alivio del Dolor en el Cáncer y la Calidad de Vida, Saitama, Japón

Centro Colaborador de la OMS para el Control y el Tratamiento Paliativo del Cáncer, Milán, Italia

Centro Colaborador de la OMS para la Investigación y la Educación acerca del Dolor en el Cáncer, Nueva York, NY, Estados Unidos de América

Gimbel Foundation, Nueva York, NY, Estados Unidos de América

Health and Welfare Canada, Ottawa, Canadá

Knoll Pharmaceutical Company, Toronto, Canadá

Kornfeld Foundation, Nueva York, NY, Estados Unidos de América

Laboratoire UPSA, París, Francia

Richwood Pharmaceutical Company, Cincinnati, OH, Estados Unidos de América

U.S. Cancer Pain Relief Committee, Madison, WI, Estados Unidos de América

La Organización Mundial de la Salud reconoce con agradecimiento la generosa contribución financiera aportada por el

ALIVIO DEL DOLOR Y TRATAMIENTO PALIATIVO EN EL CÁNCER INFANTIL

Open Society Institute de Nueva York para la publicación de este libro.

Las siguientes personas asistieron a la conferencia de Gargonza, Italia, y sus valiosas aportaciones se reconocen con gratitud:

Dr. F. Benini, Departamento de Pediatría, Universidad de Padua, Padua, Italia.

Dr. G. Benini, Departamento de Pediatría, Universidad de Florencia, Florencia, Italia.

Dr. C. B. Berde, Servicio de Tratamiento del Dolor, Children's Hospital, Boston, MA, Estados Unidos de América.

Sra. M. Callaway, Centro Colaborador de la OMS para la Investigación y la Educación acerca del Dolor en el Cáncer, Memorial Sloan-Kettering Cancer Center, Nueva York, NY, Estados Unidos de América.

Dr. J. Eland, Escuela de Enfermería, Universidad de Iowa, Iowa City, IA, Estados Unidos de América.

Dr. K. M. Foley, Centro Colaborador de la OMS para la Investigación y la Educación acerca del Dolor en el Cáncer, Memorial Sloan-Kettering Cancer Center, Nueva York, NY, Estados Unidos de América.

Dr. S. Fowler-Kerry, Escuela de Enfermería, Universidad de Saskatchewan, Saskatoon, Canadá.

Dr. G. Frager, IWK Grace Health Centre, Halifax, Nueva Escocia, Canadá.

Dr. Y. Kaneko, Servicio de Pediatría, Clínica Hematológica, Centro del Cáncer de Saitama, Saitama, Japón.

Dr. P. A. Kurkure, Departamento de Oncología Médica, Tata Memorial Hospital, Bombay, India.

Dr. L. Kuttner, Psicólogo clínico, Vancouver, BC, Canadá.

Dr. I. Martinson, Escuela de Enfermería, Universidad de California, San Francisco, CA, Estados Unidos de América.

Rev. Dr. T. McDonnell, Maryknoll Fathers and Brothers, Nairobi, Kenya.

NOTA DE AGRADECIMIENTO

Dr. P. A. McGrath, Programa del Dolor en Pediatría, Child Health Research Institute, University of Western Ontario, London, Ontario, Canadá.

Dr. P. J. McGrath, Psicología Clínica, Dalhousie University, Halifax, Nueva Escocia, Canadá.

Sra. L. A. N. Nesbitt, Thomas Barnardo House, Nairobi, Kenya.

Dr. E. M. Pichard-Léandri, Unidad de Tratamiento del Dolor, Gustave-Roussy Institut, Villejuif, Francia.

Dr. L. Saita, División de Terapia del Dolor y Tratamiento Paliativo, Instituto Nacional del Cáncer, Milán, Italia.

Dr. N. L. Schechter, Universidad de Connecticut, School of Medicine/St Francis Hospital, Hartford, CT, Estados Unidos de América.

Dr. B. S. Shapiro, Servicio de Tratamiento del Dolor, Children's Hospital of Philadelphia, Filadelfia, PA, Estados Unidos de América.

Dr. J. Stjernswärd, Cáncer, Organización Mundial de la Salud, Ginebra, Suiza.

Sra. V. Teoh, Cáncer, Organización Mundial de la Salud, Ginebra, Suiza.

Dr. V. Ventafridda, Centro Colaborador de la OMS para el Control y el Tratamiento Paliativo del Cáncer, Instituto Europeo de Oncología, Milán, Italia.

También damos las gracias al Dr. A.M. Sbanotto, del Instituto Europeo de Oncología, Milán, Italia, y a los Drs. Berde, Frager y Schechter por su ayuda en la preparación y revisión del texto.

El Dr. K. Sikora, Jefe, Programa OMS de Lucha contra el Cáncer, Lyón, Francia, coordinó la revisión final del texto.

Introducción

Los niños con cáncer no tienen por qué sufrir dolor sin alivio. Los conocimientos actuales permiten establecer un enfoque básico para aliviar el dolor del cáncer que se puede aplicar por igual en países desarrollados y países en desarrollo. El tratamiento eficaz del dolor y los cuidados paliativos están entre las principales prioridades del programa de lucha contra el cáncer de la OMS, al lado de la prevención primaria, el diagnóstico precoz y el tratamiento del cáncer curable.

El tratamiento del dolor debe comenzar cuando por primera vez se diagnostica al niño de cáncer, y proseguir durante el curso entero de la enfermedad. Las terapias con analgésicos y anestésicos son esenciales para controlar el dolor, y deben combinarse con los oportunos enfoques del problema en los aspectos psicosocial, físico y de apoyo.

Alcance del problema

El cáncer es un problema de salud sumamente grave en todo el mundo, con amplias variaciones geográficas en cuanto a su incidencia. De cada millón de niños menores de 14 años, aproximadamente 130 enferman de cáncer cada año (1). En los países desarrollados el cáncer es la principal causa de muerte por enfermedad en los niños de 1 a 14 años (1). Aproximadamente el 67% de los niños se pueden curar cuando la enfermedad se diagnostica pronto y recibe el adecuado tratamiento (2), si bien la tasa de curación depende del tipo de cáncer. Pero desdichadamente la mayoría de los niños con cáncer no reciben terapias curativas porque viven en países en desarrollo (3): la enfermedad suele estar avanzada cuando se llega al diagnóstico, y en muchos casos no se dispone de terapias curativas. Paliar el dolor y otros síntomas forma parte del tratamiento para todos los niños con cáncer; para algunos de ellos puede ser el componente más importante.

ALIVIO DEL DOLOR Y TRATAMIENTO PALIATIVO EN EL CÁNCER INFANTIL

En el curso de su enfermedad, casi todos los niños con cáncer experimentan algún dolor, ya sea producido directamente por la enfermedad o por procedimientos invasivos, tratamientos o aflicción psíquica. En el presente no se dispone de cifras precisas acerca de la magnitud mundial de diferentes tipos de dolor del cáncer en los niños, porque las capacidades de diagnóstico y los sistemas de notificación difieren mucho de unos países a otros. Pero la documentación del dolor del cáncer infantil recogida recientemente en determinados centros de tratamiento de países desarrollados indica que todos los niños con cáncer sienten dolor relacionado con la enfermedad y/o el tratamiento, y que en más del 70% de los casos llegan a padecer dolor intenso (4). Aunque existen medios eficaces para aliviarlo, es muy frecuente que el dolor de los niños no se reconozca, o que una vez reconocido no se trate de forma adecuada, incluso cuando se dispone de recursos suficientes.

El dolor no mitigado es una enorme carga para los niños y sus familias. Los niños, temiendo que se repita en el futuro, se vuelven desconfiados y aprensivos hacia los hospitales, el personal médico y las intervenciones terapéuticas. El dolor produce en ellos irritabilidad, ansiedad y desasosiego, y es posible que experimenten además terrores nocturnos, recuerdos obsesivos, trastornos del sueño y alteraciones del apetito. Los niños que padecen dolor incontrolado pueden sentirse maltratados, deprimidos, aislados y abandonados, y su capacidad para soportar el tratamiento del cáncer puede disminuir.

Con frecuencia los padres y otros familiares cercanos del niño que sufre dolor reaccionan con ira y desconfianza hacia el sistema asistencial, y experimentan depresión y sentimientos de culpa por no poder remediarlo. Incluso puede suceder que entren en conflicto con el niño, y que en el futuro conserven recuerdos perturbadores de su dolor y su sufrimiento.

El dolor mal tratado afecta también al personal sanitario: embota su compasión, genera sentimientos de culpa e induce a no querer reconocer que los niños estén sufriendo. Sus efectos sobre éstos y sus familias son duraderos, y los niños pueden seguir padeciendo síntomas de estrés postraumático, reacciones fóbicas, depresión y dolor años después de finalizado el tratamiento.

La naturaleza del dolor en los niños

Los niños comprenden el concepto básico de dolor desde edad muy temprana y saben describir sus aspectos emocionales y corporales. De todos modos, el dolor es una sensación difícil de definir en términos sencillos y exactos; la definición propuesta por la Asociación Internacional para el Estudio del Dolor es: «*una experiencia desagradable sensorial y emocional que se asocia a una lesión actual o potencial de los tejidos o que se describe en función de dicha lesión*» (5).

El dolor es siempre subjetivo; cada persona aprende a aplicar la palabra a través de experiencias de lesiones en los primeros años de la vida. Es incuestionable que el dolor físico es una sensación en una o más partes del cuerpo, pero siempre es desagradable, y por lo tanto es también una experiencia emocional. Nuevas informaciones sobre la naturaleza del dolor han llevado a comprender mejor cómo lo sienten los niños y de qué maneras se puede aliviar su sufrimiento. Ahora se sabe que el mecanismo del dolor es mucho más variable y complejo de lo que antes se creía.

Dicho en términos sencillos, la lesión de los tejidos induce una actividad en receptores especializados y vías nerviosas que puede desembocar en dolor, pero esa actividad nerviosa puede ser modificada antes de que la información se transmita al cerebro. La actividad de las vías nerviosas periféricas no conductoras del dolor (p. ej., las estimuladas por el tacto) puede inhibir los efectos de la actividad de las vías conductoras a nivel raquídeo. Asimismo, la actividad de los nervios centrales que descienden del cerebro (es decir, los sistemas nerviosos activados por pensamientos, comportamientos y emociones) puede inhibir la actividad causada por lesión de los tejidos a niveles raquídeos. Por lo tanto, la médula espinal suministra un sistema complejo de «barreras» que refuerza las señales dolorosas o las intercepta (6).

El dolor del niño con cáncer suele estar relacionado con la enfermedad o con su tratamiento. Depende no sólo del origen concreto del daño físico, sino también de las interacciones complejas entre las vías nerviosas periféricas conductoras y no conductoras, y de la actividad inhibitoria de los sistemas centrales descendentes. Por consiguiente, un mismo tipo de lesión tisular puede causar dolor de distinta naturaleza o intensidad en distintos niños, o al mismo niño en distintos momentos.

A ello hay que añadir que los factores ambientales, de desarrollo, comportamentales, psicológicos, familiares y culturales repercuten profundamente en el dolor y el sufrimiento (*7–11*). El entorno material y las actitudes y comportamiento de los cuidadores, así como la conducta, el pensamiento y los estados emocionales del propio niño, pueden acrecentar o disminuir notablemente el dolor del cáncer infantil.

PARTE I
Asistencia completa al niño con cáncer

Introducción

La asistencia completa al niño con cáncer comprende terapias curativas, tratamiento del dolor y control de los síntomas, así como apoyo compasivo tanto al niño como a su familia. El diagnóstico de cáncer transforma bruscamente la vida de todos los miembros de la familia. Los padres reaccionan inicialmente con incredulidad, angustia y desesperación, y con la conciencia súbita de tener escaso control sobre sus vidas o sobre la vida de su hijo. Se encuentran ansiosos, asustados e inseguros frente al futuro; la vida normal queda en suspenso. Se comprende, pues, que tanto los niños como sus padres necesiten apoyo psicosocial y espiritual para aprender a vivir con el cáncer. En algunos centros especializados en la lucha contra el cáncer se suministra esa clase de apoyo desde que se hace el diagnóstico y mientras dura la asistencia médica al niño. Otros centros, sin embargo, siguen atendiendo exclusivamente al tratamiento médico de la enfermedad, con escasa comprensión de la importancia de una analgesia adecuada y del apoyo psicosocial y espiritual. El resultado puede ser que muchos niños con cáncer no reciban una asistencia completa, a pesar de que en casi todos los países sería posible dársela.

Es esencial que los proveedores de atención sanitaria reconozcan que, en presencia de una enfermedad que puede ser fatal, los niños, sus padres y sus hermanos reaccionan de diversas maneras, en función de su personalidad, sus experiencias pasadas y su percepción de la enfermedad. Para apoyar y asistir eficazmente a los niños es importante conocerlos a ellos y a sus familias, conocer sus creencias acerca de la vida y de la muerte y saber cuáles son sus fuentes de apoyo emocional. Este enfoque es central en el concepto de tratamiento paliativo.

El tratamiento paliativo

En un contexto médico, el verbo «paliar» significa mitigar, aliviar, reducir la gravedad del dolor o de la enfermedad, o proporcionar alivio pasajero. Cuando en 1987 se reconoció la medicina paliativa como especialidad médica, se la definió como *«el estudio y tratamiento de pacientes aquejados de enfermedad activa, progresiva y muy avanzada, para quienes el pronóstico es limitado y el principal objetivo asistencial es la calidad de vida»* (*12*). El tratamiento que puede ofrecer un equipo de profesionales de la salud, miembros de la comunidad religiosa y voluntarios a los niños con cáncer ha sido quizá mejor resumido por la OMS (*13*) como aquel en el que:

> *Es sumamente importante el control del dolor y de los demás síntomas, como también de los problemas psicológicos, sociales y espirituales. El tratamiento paliativo tiene por objeto facilitar al paciente y a su familia la mejor calidad de vida posible. Muchos otros aspectos del tratamiento paliativo son aplicables también en las fases más tempranas de la enfermedad, en combinación con el tratamiento para el cáncer.*

Nada podría influir más decisivamente en la calidad de vida de los niños con cáncer que la difusión y aplicación de los principios actuales del tratamiento paliativo, incluidos el alivio del dolor y el control de los síntomas.

EL TRATAMIENTO PALIATIVO

El tratamiento paliativo es el tratamiento activo y total del cuerpo, la mente y el espíritu del niño, e implica también prestar apoyo a su familia. Comienza cuando se diagnostica el cáncer, y prosigue con independencia de que el niño reciba o no terapia dirigida a la enfermedad. Los proveedores de asistencia sanitaria deben evaluar y aliviar el sufrimiento físico, psíquico y social del niño. Para ser eficaz, el tratamiento paliativo requiere un planteamiento multidisciplinario y amplio, que incluya a la familia y haga uso de los recursos disponibles en la comunidad (*14*); se puede llevar a cabo con éxito aunque los recursos sean limitados. Puede ser prestado en instalaciones de atención terciaria, en centros de salud comunitarios e incluso en el hogar del niño.

Tipos de dolor en el cáncer infantil

Casi todos los niños con cáncer padecen dolor en algún momento de su enfermedad: dolor producido por el propio cáncer, por los tratamientos y por procedimientos diagnósticos o terapéuticos invasivos, así como dolor incidental debido a otras causas (véase el cuadro 1) (*15, 16*). El cáncer infantil difiere del de los adultos en que en él son más frecuentes las neoplasias hematológicas que los tumores sólidos. Cuando se dispone de terapias curativas, esas neoplasias suelen responder rápidamente al tratamiento y es frecuente que el niño experimente un pronto alivio del dolor, aunque en algunos casos éste puede persistir largo tiempo. Cuando no se dispone de terapias curativas la muerte suele ser rápida.

El dolor asociado a la enfermedad puede ser agudo o crónico, y suele estar producido por invasión directa de estructuras anatómicas, por presión sobre las vías nerviosas o estrangulamiento de las mismas, o por obstrucción. Los tipos de cáncer más comunes en la infancia, como la leucemia, el linfoma y el neuroblastoma, producen a menudo dolor difuso en los huesos y las articulaciones. La leucemia y la enfermedad linfomatosa, junto con los tumores cerebrales y ciertos tumores sólidos, pueden producir cefaleas por irritación de las meninges y obstrucción con aumento de la presión intracraneana.

> En el mundo desarrollado, las causas principales de dolor en el cáncer infantil son los procedimientos diagnósticos y terapéuticos. En el mundo en desarrollo la mayor parte del dolor tiene su origen en la propia enfermedad.

Cuadro 1
Tipos principales de dolor en el cáncer infantil

Causado por la enfermedad
Afectación tumoral de huesos
Afectación tumoral de tejidos blandos
Afectación tumoral de vísceras
Afectación tumoral del sistema nervioso central o periférico, incluido el dolor por compresión de la médula espinal

Causado por el tratamiento anticanceroso
Dolor postoperatorio
Dermatitis inducida por la radioterapia
Gastritis por vómitos repetidos
Cefalea persistente tras punción lumbar
Alteraciones óseas inducidas por los corticosteroides
Neuropatía, incluidos el dolor del miembro fantasma y la neuropatía de origen medicamentoso
Infección
Destrucción de las mucosas
Mucositis

Causado por procedimientos
Punción del dedo
Venipuntura
Inyección
Punción lumbar
Aspiración y biopsia de la médula ósea

Incidental
Traumatismo
Dolores habituales en la infancia

El dolor asociado a los tratamientos puede ser resultado directo de intervenciones físicas o efecto secundario de la terapia. Para muchos niños estos dolores son lo peor de la enfermedad: representan la mayor parte del dolor que experimentan y se intensifican conforme se hace necesario repetir los procedimientos (16, 17). Las intervenciones físicas con fines diagnósticos o terapéuticos comprenden procedimientos tales como la aspiración de médula ósea, la punción lumbar o la venipuntura, y operaciones quirúrgicas como la amputación. Los niños también pueden padecer grandes dolores causados por los efectos secundarios de la quimioterapia, la radioterapia y la medicación; entre éstos se incluyen las mucositis, las neuropatías, las reacciones a la radiación y las infecciones resultantes de la neutropenia.

Los niños también pueden experimentar dolor después de que la enfermedad haya sido controlada, debido a los efectos tardíos del cáncer y de su tratamiento. Esta clase de dolores puede hacerse más común a medida que la tasa de supervivencia del cáncer infantil siga aumentando gracias a la mejora de los tratamientos.

PARTE 2
Estrategias terapéuticas

Introducción

Por su carácter complejo, el dolor del cáncer infantil se debe tratar dentro de un contexto amplio, y para ello suelen ser útiles los conocimientos especializados de diferentes disciplinas. Lo ideal sería que el marco asistencial fuera sensible a las necesidades de desarrollo de los niños, que el personal fuera experto en el trato con ellos y que los padres participasen activamente en el cuidado de sus hijos. A diferencia de los adultos, los niños no pueden procurarse alivio del dolor por su cuenta, y por lo tanto son vulnerables: necesitan que los adultos reconozcan su dolor para poder recibir el tratamiento adecuado.

La asistencia completa al cáncer infantil abarca no sólo el tratamiento activo de la enfermedad, sino también intervenciones farmacológicas y no farmacológicas orientadas a reducir el dolor y el sufrimiento. Estos enfoques se pueden integrar en un programa flexible para niños en el que los padres, los hermanos y otros miembros importantes de la familia y de la comunidad colaboren con el equipo de atención médica.

La estrategia terapéutica propuesta para el manejo del dolor del cáncer en los niños se muestra en la figura 1. El proceso comienza por un examen físico exhaustivo y la evaluación de las características sensoriales del dolor (localización, carácter, intensidad, duración), de su etiología primaria subyacente y de los factores agravantes secundarios, tanto físicos como psíquicos. Para que el alivio sea efectivo es preciso tratar tanto la causa primaria del dolor como sus diversas causas secundarias. Hay que estudiar atentamente la cronología de la enfermedad, el tratamiento anterior y las características personales del niño para poder seleccionar las terapias más adecuadas, medicamentosas y de otra índole. Aunque la analgesia total quizá no siempre sea posible, la estrategia que se indica en la figura 1, ajustada a los principios básicos del tratamiento del dolor, mejorará de forma significativa el control del dolor para todos los niños.

Fig. 1. Alivio del dolor en el cáncer infantil

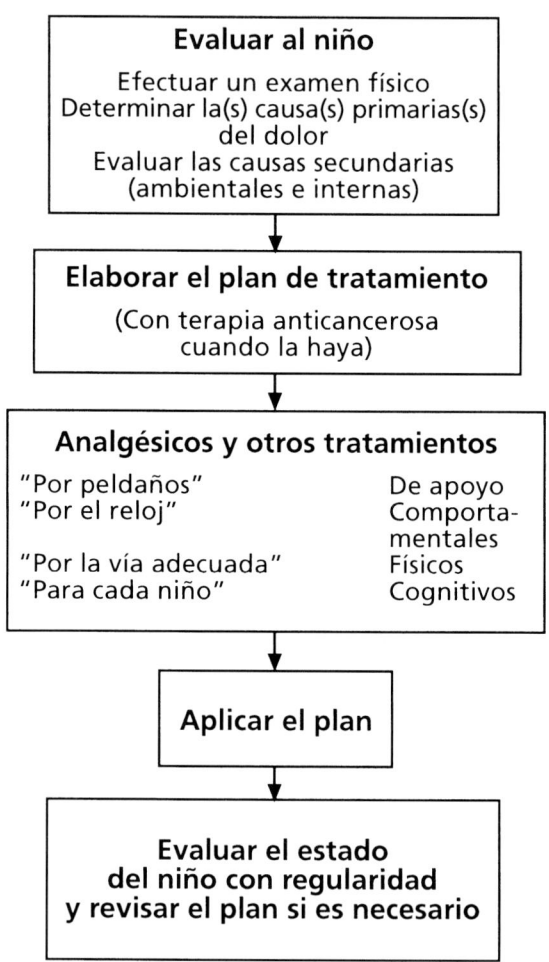

Evaluación del dolor

La evaluación del dolor facilita el diagnóstico y el seguimiento de la enfermedad, y capacita al profesional de la salud para aliviar el sufrimiento innecesario. La localización, el carácter, la intensidad y la duración del dolor deben ser tenidos en cuenta como signos clínicos importantes, ya que las variaciones en el dolor que el niño experimenta pueden señalar cambios en el proceso patológico. Esta evaluación debe ser continua, dado que el proceso patológico y los factores que influyen en el dolor concomitante cambian en el transcurso del tiempo. Por lo tanto, se debe tratar no sólo de medir la intensidad del dolor en un momento dado, sino también de sopesar cómo influyen en él los diferentes factores operantes en el marco asistencial, en el niño y en su familia (véase la figura 1). La responsabilidad de calibrar el dolor debe ser compartida por los profesionales sanitarios y la familia y cuidadores del niño.

Las normas básicas de la evaluación del dolor en los niños son:

- **Evaluar.** Evaluar siempre el posible dolor del niño con cáncer. Los niños pueden experimentar dolor aunque no sean capaces de expresarlo con palabras. Los recién nacidos y los niños de corta edad sólo pueden exteriorizar el dolor mediante su aspecto y sus acciones; los niños mayores pueden negar que exista por miedo a un tratamiento más doloroso.

- **Localizar.** Considerar el dolor como parte sustancial del examen físico. Dicho examen debería incluir un repaso completo de todas las zonas del cuerpo en busca de posibles puntos dolorosos. Las reacciones del niño durante el examen – muecas, contracción, rigidez, etc. – pueden indicar dolor.

- **Contextualizar.** Considerar el impacto de factores como la familia, la asistencia sanitaria y el ambiente en el dolor del niño.

- **Documentar.** Anotar periódicamente la intensidad del dolor del niño. Emplear una escala de dolor que sea sencilla y apropiada tanto para el nivel de desarrollo del niño como para el contexto cultural en el que se aplica.

- **Valorar.** Valorar la eficacia del tratamiento del dolor a intervalos regulares y modificar el plan de tratamiento según sea necesario hasta que se logre aliviar o minimizar el dolor del niño.

Hay muchas maneras de documentar la intensidad del dolor para mantener un registro preciso y continuo (*7–11, 18*). Siempre es posible evaluar el dolor de algún modo, incluso en el niño en estado crítico o con discapacidad cognitiva. Cuando el niño no es capaz de describir su dolor con palabras, habrá que observarle atentamente en busca de signos comportamentales del dolor. Las respuestas comportamentales varían según que el dolor sea fugaz o persistente; en el cuadro 2 se esquematizan esas diferencias. Muchos niños de corta edad manifiestan el sufrimiento físico de forma más patente cuando el dolor es fugaz pero intenso; en contraste, los niños aquejados de dolor persistente suelen mostrar signos menos llamativos. Los padres y otros miembros significativos de la familia, debido a que conocen al niño y pueden detectar cambios muy sutiles en su manera de estar o en su comportamiento, desempeñan un papel muy importante en la evaluación del dolor. Los signos comportamentales, si se producen, pueden ser útiles, pero su ausencia no significa necesariamente que no haya dolor.

Cuadro 2
Signos de comportamiento primarios que indican dolor en los niños

Signos de comportamiento	Duración del dolor	
	Breve	Persistente
Llanto	+	
Expresión facial afligida	+	
Trastornos motores (localizados y en todo el cuerpo)		+
Desinterés por el entorno		+
Capacidad de concentración disminuida		+
Trastornos del sueño		+

EVALUACIÓN DEL DOLOR

Los niños menores de seis años sólo saben describir la magnitud general del dolor que sienten, mientras que los de más edad saben también describir otros aspectos: su intensidad, su carácter, su localización, su duración y sus variaciones en el tiempo. La intensidad del dolor se puede determinar enseñando al niño a emplear escalas cuantitativas. A este efecto pueden servir escalas muy sencillas de sólo dos o tres niveles, por ejemplo si el dolor «está» o «no está», o si es «pequeño», «mediano» o «grande». Todas esas escalas se basan en la idea de contar, que es universal. De ese modo se pueden desarrollar instrumentos prácticos que sean adecuados para evaluar el dolor en todas las culturas. Cuando fuera posible, se preguntaría al niño: «¿Cómo de grande es el dolor que sientes ahora?», y él o ella podría responder levantando uno o varios dedos, o poniendo una distancia mayor o menor entre las manos; la intensidad del dolor también se podría indicar con ayuda de un utensilio como un ábaco o una regla.

Se debe emplear el mismo sistema para calibrar el dolor inicial del niño y la respuesta a la intervención. El dolor debe anotarse claramente en el diagrama de atención clínica del niño, y se puede considerar un signo vital. Se deben instituir las terapias oportunas de control del dolor y ajustarlas hasta obtener una respuesta satisfactoria.

Un control óptimo del dolor empieza por su evaluación precisa y exhaustiva.

El nivel de dolor del niño es un signo vital esencial y debe ser registrado con regularidad en su historial.

La intensidad del dolor y el grado de alivio deben ser considerados factores de primera importancia para calibrar la calidad de vida y sopesar los beneficios que podrían acarrear terapias curativas o paliativas adicionales.

Pautas de la terapia no farmacológica de alivio del dolor

Las terapias no farmacológicas deben formar parte integral del tratamiento del dolor en el niño con cáncer, empezando en el momento del diagnóstico y prosiguiendo durante todo el tratamiento. Estas terapias son fáciles de aplicar en diferentes entornos y pueden modificar sustancialmente muchos de los factores que tienden a acrecentar el dolor. En algunas situaciones la terapia no medicamentosa activa sistemas sensoriales que bloquean las señales dolorosas; en otras pone en marcha sistemas internos de inhibición del dolor. Los enfoques no medicamentosos deben complementar el tratamiento medicamentoso adecuado, pero no sustituirlo. Se pueden clasificar en las categorías de terapias **de apoyo**, **cognitivas**, **comportamentales** o **físicas** (*19*).

Las terapias **de apoyo** sostienen y capacitan al niño y a su familia, las terapias **cognitivas** influyen en el pensamiento del niño, las terapias **comportamentales** modifican los comportamientos y las terapias **físicas** afectan a los sistemas sensoriales. La mayoría de los padres utilizan instintivamente estos métodos para aliviar el dolor de sus hijos, y los niños suelen ser conscientes de que tales prácticas alivian el dolor. En los párrafos siguientes se describe cómo el personal de atención sanitaria puede ayudar a las familias a extender el uso de estos métodos; véase también el resumen que proporciona el cuadro 3.

Métodos de apoyo

Con los métodos de apoyo se pretende fomentar la buena asistencia psicosocial a los niños. Su primer principio es que esa asistencia tiene su foco en la familia, es decir, se basa en las necesidades tanto de la familia como del niño. La participación de los padres es particularmente importante en lo que se refiere a adoptar decisiones y dar ayuda emocional al niño. Los padres necesitan un ambiente receptivo, y quizá haya que instruirlos

Cuadro 3
Métodos no farmacológicos de alivio del dolor

De apoyo	Cognitivos	Comportamentales	Físicos
Asistencia familiar	Distracción	Respiración profunda	Tacto
Información	Música	Relajación	Calor y frío[a]
Empatía	Visualización		Estimulación neuroeléctrica transcutánea (ENT)
Participación	Hipnosis		
Juego			

[a] El calor y el frío no se deben utilizar en lactantes debido al riesgo de lesión.

sobre la mejor manera de ayudar a su hijo. La importancia de la familia para procurar la salud y el bienestar generales de los niños fue reconocida en una Declaración Mundial sobre la Supervivencia, la Protección y el Desarrollo del Niño adoptada en la Cumbre Mundial en favor de la Infancia (20):

> La familia es la principal responsable del cuidado y la protección de los niños desde la infancia a la adolescencia. . . . Todas las instituciones de la sociedad deben respetar los esfuerzos que hacen los padres y otras personas por atender y cuidar a los niños en un ambiente familiar, y dar su apoyo a esos esfuerzos.

La familia incluye a todas las personas que mantienen relación estrecha con el niño. En la mayoría de los casos son los padres quienes mejor conocen a sus hijos, y por lo tanto pueden ser partícipes en el tratamiento, pero quizá haya que enseñarles a hacer frente al dolor y la ansiedad del niño. La asistencia centrada en la familia los anima a escoger su forma de participar en el tratamiento, facilitándoles la información pertinente según su cultura y enseñándoles técnicas de respuesta apropiadas. También ayuda a los familiares a comprender el impacto del diagnóstico de cáncer en un niño en sus aspectos culturales, espirituales, financieros, sociales, interpersonales y emocionales.

Otro elemento importante de esta asistencia es hacer que el ambiente clínico u hospitalario resulte acogedor para las familias. Se deberían fomentar un régimen de visitas abierto y una atmósfera material propicia a la participación de la familia en el tratamiento. Es esencial que los familiares y amigos del niño se sientan bien recibidos.

En todo el mundo se emplean técnicas de disminución del dolor o remedios tradicionales propios de cada cultura, que reflejan la sabiduría tradicional, los lazos de unión y confianza de la familia y las sanciones sociales de la comunidad. Es importante respetar esas prácticas, determinar su compatibilidad con el tratamiento y no herir los sentimientos de la familia.

Tanto el niño como sus familiares necesitan información que los prepare para lo que sucederá en el curso de la enfermedad y de su tratamiento. Por ejemplo, podría ser útil explicar un procedimiento al niño de la siguiente manera:

> *Te vamos a poner una aguja en la espalda para sacar un poco de líquido que nos sirva para ver cómo te podemos ayudar mejor. Vas a sentir frío en un punto de la espalda cuando te lo limpiemos. Después notarás un pinchazo y un poco de molestia mientras te ponemos la medicina para que se te duerman los nervios. A continuación sentirás un poco de presión mientras metemos la aguja para sacar el líquido. Eso durará aproximadamente un minuto. Luego sacaremos la aguja y te pondremos un vendaje y ya no te dolerá más.*

Sin un conocimiento veraz del diagnóstico y del plan de tratamiento no es posible la participación familiar. La información es mejor aceptada si se adapta a las necesidades del niño y de la familia. Hay niños y familias que solicitan ser informados, mientras que para otros un exceso de información puede agravar la ansiedad. Por consiguiente, los proveedores de asistencia sanitaria deben tratar de individualizar el trato con cada familia. Es esencial que el clima sea de empatía, y la información se debe dar de forma gradual, repitiéndola tantas veces como sea necesario. Folletos, vídeos, dibujos y muñecos pueden ser instrumentos útiles en ese proceso.

Nunca se debe mentir al niño acerca de procedimientos dolorosos, porque entonces desconfiará y temerá lo que se haga con él en el futuro. Los profesionales sanitarios deben ser personas sinceramente amantes de los niños y que sepan tratarlos. Debido a las múltiples y complejas demandas que deben satisfacer estos cuidadores, es esencial que el equipo tenga liderazgo, apoyo y cohesión para asegurar la calidad constante de la asistencia. Lo ideal es que el niño tenga posibilidades de escoger entre las técnicas empleadas para controlar el dolor. También se le debería permitir tomar decisiones que no entorpezcan el tratamiento, por ejemplo qué dedo pinchar para tomar muestras de sangre.

El juego es parte esencial de la vida cotidiana de todos los niños, e incluso al niño más enfermo se le puede ayudar a jugar. El juego le sirve al niño para comprender su mundo y para relajarse y olvidar sus angustias. Por consiguiente, todos los niños deben tener tiempo y espacio para jugar, y no se deben llevar a cabo procedimientos dolorosos en las zonas de juego. Se deben alentar actividades normales tales como el estudio, el cultivo de las aficiones y las visitas de los amigos.

> El tratamiento psicosocial es parte integral del tratamiento del dolor en el cáncer. Se debe practicar en todas las situaciones dolorosas o potencialmente dolorosas, a menudo en combinación con la farmacoterapia analgésica.

Métodos cognitivos

Con los métodos cognitivos de tratamiento se pretende influir en los pensamientos y la imaginación del niño. Con frecuencia los padres son muy hábiles en el empleo de esos métodos porque conocen las preferencias de sus hijos. Es importante distraer activamente la atención del niño: cuanto más inmerso llegue a estar en una actividad, más distraído estará del dolor. Si se trata de lactantes y niños pequeños, harán falta hechos u objetos concretos para atraer su atención; lo mejor son juguetes interesantes que les proporcionen algo que ver, oír y hacer. Para los niños mayores es bueno concentrarse en un juego, una conversación o una historia especial. La música, incluso algo tan sencillo como una nana maternal, es un medio universal de apaciguar y distraer (*21*). Cada niño debe poder elegir la música que le guste.

La **visualización** (*22*) es el proceso mediante el cual el niño se concentra en la imagen mental de una experiencia agradable e interesante en lugar de concentrarse en el dolor. Un adulto puede ayudarle a ensimismarse en una experiencia anterior positiva o en una situación o aventura imaginarias. Colores, sonidos, sabores, olores y atmósfera son cosas todas que se pueden experimentar con la imaginación. Contar cuentos es un medio poderoso de ocupar la imaginación y distraer; se puede hacer disfrutar al niño con sus cuentos favoritos o con otros nuevos, leídos de libros o contados de memoria.

La **hipnosis real** (*23, 24*) requiere formación especializada, pero el dolor se puede modificar con palabras de consuelo y aliento dichas de una manera particular. En primer lugar se debe incitar al niño a relajarse y enfocar la atención en una actividad de su gusto, en respirar profundamente o sobre una parte del cuerpo donde no sienta dolor. A continuación puede ser apaciguador hablarle con palabras como éstas:

> *Observa que cuanto más hondo respiras más relajado te sientes. Ya no te duele tanto como antes. Observa que ahora te sientes mejor.*

El niño también puede imaginar que está «desconectando» el dolor o «cerrándole la puerta», o que tiene los poderes «mágicos» de sus héroes de ficción para disminuir el dolor.

Métodos comportamentales

La **respiración profunda** es un medio sencillo que ayuda al niño a disminuir el dolor y adquirir autocontrol. Enfoca la atención, reduce la tensión muscular, relaja el diafragma y oxigena el cuerpo. Lo mejor para empezar a enseñar esta técnica es pedirle al niño que espire y eche fuera la tensión, o «las cosas malas», con el aire que exhala de cada vez. A los niños más pequeños se les puede enseñar a respirar profundamente haciendo pompas de jabón o soplando en matasuegras. Los niños mayores pueden utilizar técnicas de respiración más avanzadas, tales como aspirar y espirar en tres tiempos.

La **relajación progresiva**, que consiste en tensar y relajar sucesivamente distintos grupos de músculos en posición de decúbito, es una técnica útil para los adolescentes. A menudo la relajación se combina con la sugestión y la respiración profunda, y estos métodos reducen la ansiedad aprensiva y ayudan a mitigar la náusea y los vómitos.

Métodos físicos

El **tacto** es importante para todos los niños, en particular para los niños que no hablan todavía, ya que en gran medida es tocando y palpando como comprenden el mundo. El tacto debe ser adecuado a las necesidades del niño, es decir, no demasiado invasivo ni física ni psíquicamente. Formas de tacto son acariciar, tomar en brazos y acunar, dar masaje en las manos, la espalda, los pies, la cabeza y el abdomen, así como cambiar los pañales. También la vibración o el tamborileo con los dedos puede ser reconfortante. Cuando hablar significa un esfuerzo demasiado grande para el niño, el tacto puede ser la mejor forma de comunicación. El abrazo une varias formas de tacto y es un consuelo para la mayoría de los niños.

Cuando es preciso tocar al niño con fines médicos, por ejemplo en la palpación abdominal, hay que cuidar de que las manos no estén frías, proceder con suavidad y hablarle al niño con calma sobre lo que se está haciendo.

En muchos casos es fácil disponer de fuentes de calor y de frío (25). El hielo envuelto en un paño puede ser útil para aliviar el dolor producido por la enfermedad o la inflamación, y para reducir las secuelas dolorosas de procedimientos tales como una inyección intramuscular. Las nebulizaciones de cloruro de etilo o la crema «EMLA» (mezcla eutéctica de anestésicos locales, véase la página 62) suministran cierto grado de anestesia en los puntos de inyección. El calor es útil para el dolor muscular. En lactantes, sin embargo, no se debe emplear ni frío ni calor por el riesgo de producir lesiones.

La **estimulación neuroeléctrica transcutánea** (ENT) se efectúa con un aparato de baterías que produce estimulación eléctrica a través de electrodos colocados sobre la piel. Posiblemente actúa por estimulación cutánea de las fibras nerviosas de gran diámetro, amortiguando la transmisión del dolor a nivel raquídeo. Los niños suelen experimentar la ENT como un hormigueo o cosquilleo; no debe llegar a ser dolorosa. Se trata de una técnica fácil de usar y eficaz, y que requiere poca preparación (26). Con frecuencia bastan unas instrucciones y explicaciones sencillas para que la puedan utilizar el propio niño y sus familiares.

Un caso práctico de terapia no medicamentosa

Un niño de tres años con leucemia linfocítica aguda necesita terapia de vincristina por vía intravenosa. En ocasiones anteriores en que hubo que aplicarle un tratamiento intravenoso, lloró y hubo que sujetarle; ahora gimotea y se agarra a su madre. La madre está preocupada pero dispuesta a colaborar. Le ha explicado al niño, en palabras que él pueda comprender, lo que le van a hacer y lo que va a sentir. En la sala de espera se entregan al niño una solución jabonosa y un aro de alambre para hacer pompas, y su madre le enseña a hacerlas. Eso le gusta, y juega mientras se prepara el catéter. A continuación madre e hijo pasan a la sala de curas, y el niño sigue haciendo pompas mientras se prepara el lugar de inyección y se aplica el torniquete. El niño elige estar sentado en el regazo de su madre durante el procedimiento, y se le anima a «echar el daño soplando» mientras se inserta la aguja. Su madre y todo el equipo médico le elogian por ser valiente. Cuando se cansa de hacer pompas, su madre le lee su cuento favorito.

Pautas de la farmacoterapia analgésica

Todos los enfoques no farmacológicos que hemos delineado hasta aquí se aplican a los dolores de cualquier origen, físico o psíquico, y deberían ser parte integral de toda intervención orientada a controlar el dolor en el cáncer infantil. No obstante, el planteamiento óptimo de manejo del dolor del cáncer en los niños incluye farmacoterapia, casi siempre con los medicamentos analgésicos como piedra angular del tratamiento. El uso correcto de los medicamentos analgésicos, capaz de aliviar el dolor en la mayoría de los niños, se asienta en estos cuatro conceptos clave:

- «por peldaños»
- «por el reloj»
- «por la vía adecuada»
- «para cada niño».

«Por peldaños»

En la figura 2 se representa un planteamiento de la analgesia en tres peldaños, lo que se llama una «escalera analgésica», que ha demostrado repetidas veces su eficacia. El dolor se clasifica como leve, moderado o severo, y las opciones analgésicas se ajustan en consonancia. El planteamiento por peldaños se basa en el empleo de medicamentos que suelen estar disponibles en la mayoría de los países, y depende de que los médicos y los profesionales de la salud sepan hacer el mejor uso posible de un número limitado de sustancias. El paracetamol, la codeína y la morfina son los analgésicos recomendados para el dolor del cáncer infantil, pero se pueden sustituir por medicamentos alternativos si no se dispone de ellos o no son bien tolerados. Las dosificaciones recomendadas se dan en el apartado *Medicamentos específicos para el alivio del dolor*.

Fig. 2. La escalera analgésica de tres peldaños

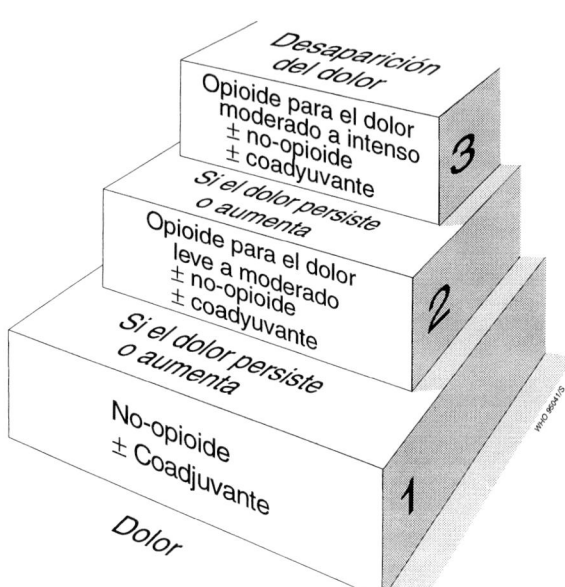

Este empleo secuencial de medicamentos analgésicos se basa en el grado de dolor del niño, y el primer paso para controlar el dolor leve es un analgésico no opioide. El paracetamol es el fármaco de elección para los niños que pueden recibir medicación por vía oral. Si el dolor persiste, se debe administrar un opioide para dolor leve a moderado; la codeína es el medicamento más indicado para ese fin. El niño debe seguir recibiendo paracetamol – o, en su caso, un antiinflamatorio no esteroide (AINE) – como analgésico suplementario. Cuando la combinación de un opioide para dolor leve a moderado con un no opioide no alivia, debe ser sustituida por un opioide para dolor moderado a severo: también en ese caso se debe mantener el paracetamol (o AINE si es oportuno). La morfina es entonces el fármaco de elección. Se pueden administrar medicamentos coadyuvantes con fines específicos.

Si el control del dolor es insuficiente no se debe vacilar en ascender al peldaño siguiente de la escalera analgésica, pero sólo se debe emplear una sustancia de cada grupo en cada momento. Si un medicamento (p. ej. la codeína) deja de ser efectivo, se debe prescribir otro *netamente más potente* (p. ej. la morfina), y no un medicamento alternativo de eficacia similar. Cuando se emplea un opioide para dolor moderado a severo, se puede incrementar la dosis hasta que se alivie el dolor o haya signos de toxicidad, en cuyo caso se debe sustituir por un medicamento alternativo perteneciente a la misma categoría.

«Por el reloj»

Se debe administrar a horas fijas, es decir, «por el reloj», y no *pro re nata* o «según sea necesario», a menos que los episodios de dolor sean verdaderamente intermitentes e imprevisibles. Bajo un régimen *pro re nata*, el niño tiene que experimentar dolor para poder obtener medicación; puede temer que su dolor no sea controlable, y con ello asustarse cada vez más. Además, las dosis de opioides requeridas para prevenir la reaparición del dolor son más bajas que las que se requieren para tratar el dolor episódico. Por lo tanto, el niño debe recibir analgésicos a intervalos regulares, con dosis adicionales «de socorro» para el dolor intermitente y lacerante. El intervalo entre dosis se debe determinar en función de la intensidad del dolor y de la duración del efecto de cada medicamento.

«Por la vía adecuada»

Los medicamentos deben ser administrados a los niños por la vía más sencilla, más efectiva y menos dolorosa. Los analgésicos se suelen dar por vía oral en forma de tabletas y elixires. También puede estar indicada la administración por vía intravenosa, subcutánea y transdérmica. Las ventajas y los inconvenientes de los diferentes modos de administración se reseñan en el cuadro 4.

En general, la inyección intramuscular sólo se debe emplear en caso de absoluta necesidad; es dolorosa, y por lo tanto temible para los niños, que pueden responder renunciando a pedir medicación para el dolor o negando que lo sientan. La administración

Cuadro 4
Vías de administración de fármacos: ventajas y desventajas

Oral	Transdérmica	Intravenosa	Subcutánea	Intramuscular	Rectal
• Indolora • Preferida por los niños	• Indolora • Restringida al fentanilo: contraindicada en pacientes sin experiencia previa de opioides • No indicada para el tratamiento del dolor agudo • No indicada para el dolor de intensidad creciente • Se puede emplear si el dolor se ha estabilizado	• Control rápido del dolor • Es la más fácil de ajustar a niveles de dolor que varían con rapidez • Útil para el bolo intermitente y la infusión continua • Adecuada para la ACP[a]	• Evita la necesidad de una vía IV • Útil para el uso domiciliario • Útil para la infusión continua • Adecuada para la ACP[a]	• Dolorosa • No recomendada • Amplia variabilidad de los niveles terapéuticos plasmáticos	• Generalmente desagradable para los niños • Amplia variabilidad de los niveles terapéuticos plasmáticos • Absorción variable • Se puede emplear en caso de vómitos pasajeros

[a] ACP = analgesia controlada por el paciente.

rectal es desagradable para muchos niños, pero es preferible a la intramuscular. Si las inyecciones son imprescindibles, una mezcla eutéctica de lidocaína al 2,5% y prilocaína al 2,5% en forma de pomada (u otra formulación tópica de lidocaína) ayudará a reducir el dolor de los pinchazos (27).

La analgesia controlada por el paciente (ACP) es un sistema nuevo de administración de fármacos por vía intravenosa o subcutánea que permite que los niños de siete años o más se autoadministren dosis de analgésico «de socorro» para el dolor lacerante con sólo apretar un botón. Consiste en una bomba accionada por ordenador que suministra una dosis predeterminada a una vía de infusión. A efectos de seguridad, después de cada dosis hay un periodo programado de bloqueo, de modo que no se puedan administrar nuevas dosis hasta que haya transcurrido cierto tiempo. La ACP se puede utilizar sola o juntamente con infusiones continuas (9, 28).

Entre las consideraciones que deben estar presentes a la hora de escoger la mejor vía de administración de analgésicos a los niños con dolor producido por el cáncer están la intensidad del dolor, el tipo de dolor, la potencia del fármaco y el intervalo necesario entre dosis.

«Para cada niño»

Toda medicación se debe dosificar según las circunstancias de cada niño; no hay una dosis única que sea apropiada para todos. Lo deseable es establecer una dosis que evite que el niño sienta dolor antes del momento en que haya que administrar la dosis siguiente. Es esencial mantener una vigilancia constante sobre el dolor del niño y ajustar las dosis de analgésico según sea necesario para controlarlo. La dosis de opioide efectiva para aliviar el dolor varía mucho de unos niños a otros y también para el mismo niño en distintos momentos, y por lo tanto se debe basar en el grado de dolor de cada niño en particular. En algunos el dolor sólo se controla con dosis muy elevadas de opioides a intervalos frecuentes; siempre que los efectos secundarios sean mínimos o se puedan corregir con medicación coadyuvante, esas dosis se pueden considerar apropiadas. Los niños que reciben opioides pueden sufrir alteraciones en las pautas del sueño: puede ser que de noche tengan insomnio, sientan miedo y se quejen de dolor, y durante el día duerman intermitentemente. A estos niños se les deben dar los analgésicos adecuados por la noche, junto con hipnóticos o antidepresivos si fuera necesario, de modo que puedan pasar toda la noche durmiendo. Cuando el dolor es severo y continuo se debe incrementar paulatinamente la dosis de opioide hasta conseguir el alivio, a menos que haya efectos secundarios inadmisibles, tales como somnolencia y depresión respiratoria, en cuyo caso se debe probar un opioide alternativo. La tolerancia cruzada incompleta entre distintos opioides puede significar que otro sea efectivo a menor dosis y con efectos secundarios mínimos.

Medicamentos específicos para el alivio del dolor

Analgésicos no opioides

Los analgésicos no opioides se emplean para aliviar el dolor leve, o, combinados con opioides, para aliviar el dolor moderado y severo (29). Todos poseen efectos analgésicos, antipiréticos y, salvo el paracetamol, antiinflamatorios. El paracetamol es el fármaco de elección para los niños, debido a su muy alto índice terapéutico. La dosis recomendada es de 10–15 mg/kg por vía oral cada 4–6 horas. A diferencia del ácido acetilsalicílico (aspirina), el paracetamol no tiene efectos secundarios gastrointestinales ni hematológicos, y carece de la posible asociación con el síndrome de Reye. Además, los recién nacidos y los lactantes lo toleran sin dificultad. El uso de ácido acetilsalicílico y otros AINE está más restringido en los niños que en los adultos con cáncer, por la posibilidad de complicaciones hemorrágicas, que es un motivo importante de cautela porque los niños con cáncer suelen tener un número de plaquetas muy bajo. Los AINE son útiles para los niños con metástasis óseas siempre que el número de plaquetas sea suficiente, pero se deben emplear con prudencia en los recién nacidos. Un ejemplo es el ibuprofeno (10 mg/kg por vía oral cada 6–8 horas), incluido en la *Lista modelo de medicamentos esenciales* de la OMS.[1] Entre las alternativas se encuentran el naproxeno (5 mg/kg por vía oral cada 8–12 horas) y la tolmetina (5–10 mg/kg por vía oral cada 6–8 horas). Dado que todos estos medicamentos pueden causar gastritis, se deben administrar con las comidas. El trisalicilato magnésico de colina (10–15 mg/kg por vía oral cada 8–12 horas) causa relativamente pocas gastritis, pero tiene en común con la aspirina el inconveniente de una asociación con el síndrome de Reye.

El incremento de la dosis de analgésicos no opioides más allá del nivel terapéutico recomendado (cuadro 5) tiene un «techo», en el

---

[1] *Uso de medicamentos esenciales: octavo informe del Comité de Expertos de la OMS.* Ginebra, Organización Mundial de la Salud, 1998 (OMS, Serie de Informes Técnicos, N° 882).

Cuadro 5
Fármacos no opioides para aliviar el dolor del cáncer en los niños

Fármaco	Dosificación	Observaciones
Paracetamol	10–15 mg/kg por vía oral cada 4–6 horas	Carece de efectos secundarios gastrointestinales o hematológicos, pero no posee acción antiinflamatoria
Ibuprofeno	5–10 mg/kg por vía oral cada 6–8 horas	Posee acción antiinflamatoria, pero puede producir efectos secundarios gastrointestinales y hematológicos
Naproxeno	5 mg/kg por vía oral cada 8–12 horas	Posee acción antiinflamatoria, pero puede producir efectos secundarios gastrointestinales y hematológicos

sentido de que se consigue escasa analgesia adicional, pero en cambio los efectos secundarios y las reacciones tóxicas aumentan significativamente. Si un no opioide, con o sin medicamento coadyuvante, no produce alivio adecuado del dolor leve a moderado, se debe añadir un opioide para dolor leve a moderado. Si el dolor es severo se debe añadir un opioide para dolor moderado a severo.

Analgésicos opioides para el dolor leve a moderado

La codeína es el opioide de elección para el dolor leve a moderado del cáncer infantil. La dosis inicial recomendada es de 0,5–1,0 mg/kg por vía oral cada 3–4 horas para niños mayores de seis meses. Al igual que con los opioides más fuertes, la dosis inicial de codeína para los lactantes menores de seis meses debe ser entre una cuarta y una tercera parte de la dosis (mg/kg) correspondiente a niños mayores. La codeína se suele administrar en combinaciones fijas con no opioides (generalmente paracetamol). No se aconseja su administración por vía parenteral. Si no se consigue aliviar el dolor con la dosis recomendada, se debe suspender la codeína y pasar a otro opioide más potente, ya que las dosis superiores al nivel que se indica pueden agravar los efectos secundarios sin mejorar sustancialmente la analgesia. Las pautas de dosificación se resumen en el cuadro 6.

Analgésicos opioides para el dolor moderado a severo

Para aliviar el dolor severo del cáncer se requieren analgésicos opioides potentes. Estos medicamentos son fáciles de administrar y proporcionan alivio eficaz del dolor en la mayoría de los niños (9, 15, 16, 30). Se pueden emplear solos o en combinación con analgésicos no opioides y/o fármacos coadyuvantes, dependiendo del origen del dolor: por ejemplo, el alivio del dolor puede ser mayor si además del opioide se sigue utilizando un AINE o paracetamol.

El uso seguro y racional de los analgésicos opioides exige conocer su farmacología clínica. Los opioides potentes no tienen el límite fijo de una dosis máxima, porque no hay un «techo» analgésico. La dosis correcta es aquella que suministra un alivio satisfactorio del dolor. Hay niños que pueden necesitar dosis altísimas para conseguir alivio, incluso hasta un millar de veces la dosis inicial típica. La necesidad de aumentar la dosis para mantener un control adecuado del dolor puede ser fruto de la extensión de la enfermedad o de una tolerancia acrecentada al medicamento, y antes de suponer esto último se debe examinar detenidamente al niño para averiguar si la enfermedad ha avanzado. El tratamiento con opioides durante más de siete días crea dependencia fisiológica, y sólo se debe suspender mediante disminución gradual de la dosis, para evitar síntomas de abstinencia. Un régimen típico de retirada gradual podría consistir en una reducción de la dosis al 50% durante dos días, seguida de una reducción del 25% cada dos días hasta llegar a la dosis del opioide equianalgésica de una dosis oral de morfina de 0,6 mg/kg por día para un niño de peso inferior a 50 kg, o de 30 mg/día para un niño de peso superior a 50 kg. Al llegar a ese punto se puede suspender la administración del medicamento.

Efectos secundarios tales como estreñimiento, picores y sedación son normales en los opioides, y se deben prever y tratar enérgicamente. A los padres se les debe advertir que puede haber alguna sedación con las dosis iniciales, que generalmente remite en pocos días. Es frecuente que, si no están preparados para esto, los padres se preocupen innecesariamente, pensando que la somnolencia indica que la enfermedad se agrava o que su hijo puede estar próximo a morir.

La dosis inicial de opioide se debe rebajar también en los niños que padezcan malnutrición severa, disfunción hepática o renal o insuficiencia multiorgánica, o en quienes exista una sedación previa.

> Los analgésicos no opioides tienen un «techo». Los opioides no lo tienen. La dosis correcta de opioide es aquella que proporciona un alivio adecuado del dolor con un grado admisible de efectos secundarios.

El opioide potente de elección incluido en la *Lista modelo de medicamentos esenciales* de la OMS es la morfina.[1] Sus alternativas son la hidromorfona, la metadona y el fentanilo. La petidina no se recomienda para uso prolongado por la acumulación del metabolito tóxico norpetidina.

Las pautas de dosificación se resumen en el cuadro 6.

Morfina

La morfina es el medicamento de elección para controlar el dolor severo en la mayoría de los niños (*31–33*), y es el patrón por el que se miden las propiedades analgésicas de otros fármacos. La dosis inicial recomendada es de 0,15–0,3 mg/kg por vía oral cada cuatro horas, ajustada después individualmente hasta aliviar el dolor. Hay preparados orales de sulfato de morfina y de hidrocloruro de morfina. Las soluciones acuosas son amargas, por lo que los niños prefieren el fármaco incorporado a un jarabe con sabor. La solución de morfina se debe almacenar en un frasco

---

[1] *Uso de medicamentos esenciales: octavo informe del Comité de Expertos de la OMS.* Ginebra, Organización Mundial de la Salud, 1998 (OMS, Serie de Informes Técnicos, N° 882).

MEDICAMENTOS ESPECÍFICOS PARA EL ALIVIO DEL DOLOR

oscuro, en sitio fresco y fuera del sol directo; necesita un preservativo antimicrobiano, particularmente en los climas calurosos.

La farmacocinética de la morfina en los lactantes menores no es igual que en los niños de más edad, por lo que la dosis de opioide inicial (en términos de mg/kg) para los lactantes menores de seis meses debe ser entre una cuarta parte y un tercio de la dosis inicial para niños mayores. La administración de opioides a los lactantes se debe efectuar donde sean posibles la observación continua y la intervención inmediata en el caso de que aparezca depresión respiratoria retardada como efecto secundario.

Si no es posible la administración oral se puede lograr un efecto analgésico constante mediante infusión continua intravenosa (IV) o subcutánea (SC), empezando por 0,03 mg/kg a la hora. Otra posibilidad es dar dosis intermitentes cada 2–4 horas a través de una vía SC o IV permanente, empezando por 0,05–0,1 mg/kg. En la administración a largo plazo, la dosis oral de morfina (en mg/kg) debe ser aproximadamente tres veces la dosis parenteral.

Cuando se prevé dolor prolongado son valiosos los preparados orales de morfina de liberación controlada. Se pueden dar a intervalos de 8–12 horas, y al ser menor el número de tomas diarias el niño puede dormir sin interrupción. Hay tabletas en concentraciones de 10 a 200 mg, pero no están disponibles en todos los países. Conviene hacer notar que las propiedades de liberación controlada se destruyen al triturar la tableta. En algunos países, sin embargo, se dispone de «bolas» u otros preparados de liberación controlada; esas formulaciones no pierden dicha propiedad cuando se abren las cápsulas que las contienen. La dosis inicial recomendada es de 0,6 mg/kg cada 8 horas o 0,9 mg/kg cada 12 horas. Este preparado es más difícil de dosificar individualmente según su efecto que la morfina estándar. Para ello habría que dar la morfina oral estándar cada 4 horas, y determinar la dosis conveniente para tener controlado el dolor a lo largo de un periodo de 24 horas. Entonces habría que sustituirla por el preparado de liberación controlada, administrando el 100% de la dosis total de morfina oral para 24 horas que suministrara alivio eficaz del dolor, bien en tres dosis con un intervalo de 8 horas, bien en dos dosis con un intervalo de 12 horas.

Cuadro 6
Pautas de dosificación de analgésicos opioides para pacientes no habituados

Opioide	Dosis equianalgésicas[a] Parenteral	Dosis equianalgésicas[a] Oral	Dosis habitual de inicio, IV o SC[b] Niño < 50 kg	Dosis habitual de inicio, IV o SC[b] Niño ≥ 50 kg	Razón de dosificación parenteral:oral	Dosis habitual de inicio, oral[b] Niño < 50 kg	Dosis habitual de inicio, oral[b] Niño ≥ 50 kg	Semivida biológica (horas)
Opioides de semivida corta								
Codeína	130 mg	200 mg	N/R[c]	N/R[c]	1:1,5	0,5–1 mg/kg cada 3–4 horas	30 mg cada 3–4 horas	2,5–3
Oxicodona	N/A[d]	30 mg	N/A[d]	N/A[d]	N/A[d]	0,2 mg/kg cada 3–4 horas	5–10 mg cada 3–4 horas	2–3
Petidina[e] N/R[c]	75 mg N/R[c]	300 mg N/R[c]	0,75 mg/kg cada 2–4 horas N/R[c]	75–100 mg cada 2–4 horas N/R[c]	1:4	1–1,5 mg/kg cada 3–4 horas N/R[c]	50–75 mg cada 3–4 horas N/R[c]	3
Morfina	10 mg	30 mg	Bolo: 0,05–0,1 mg/kg IV o SC cada 2–4 horas Infusión continua: 0,03 mg/kg por hora	5–10 mg IV o SC cada 2–4 horas Infusión continua: 1 mg/hora	1:3	0,15–0,3 mg/kg cada 4 horas	5–10 mg cada 4 horas	2,5–3
Hidromorfona	1,5 mg	7,5 mg	0,015 mg/kg cada 2–4 horas	1–1,5 mg/kg cada 2–4 horas	1:5	0,06 mg/kg cada 3–4 horas	2 mg cada 3–4 horas	2–3
Oximorfona	1 mg	N/A[d]	0,02 mg/kg cada 2–4 horas	1 mg cada 2–4 horas	N/A[d]	N/A[d]	N/A[d]	1,5
Fentanilo[f]	100 μg en una sola dosis	N/A[d]	0,5–2 μg/kg por hora en infusión continua	25–75 μg cada hora	N/A[d]	N/A[d]	N/A[d]	3

MEDICAMENTOS ESPECÍFICOS PARA EL ALIVIO DEL DOLOR

Opioide	Dosis equianalgésicas[a] Parenteral	Dosis equianalgésicas[a] Oral	Dosis habitual de inicio, IV o SC[b] Niño < 50 kg	Dosis habitual de inicio, IV o SC[b] Niño ≥ 50 kg	Razón de dosificación parenteral : oral	Dosis habitual de inicio, oral[b] Niño < 50 kg	Dosis habitual de inicio, oral[b] Niño ≥ 50 kg	Semivida biológica (horas)
Opioides de semivida larga								
Morfina de liberación controlada	N/A[d]	N/A[d]	N/A[d]	N/A[d]	N/A[d]	0,6 mg/kg cada 8 horas, **o** 0,9 mg/kg cada 12 horas	30–60 mg cada 12 horas	
Metadona[g]	10 mg	20 mg	0,1 mg/kg IV o SC cada 4–8 horas	5–10 mg IV o SC cada 4–8 horas	1 : 2	0,2 mg/kg cada 4–8 horas	5–10 mg cada 4–8 horas	12–50

[a] Las dosis equianalgésicas se basan en estudios de dosis únicas en adultos.
[b] La dosis habitual de inicio es la dosis estándar normalmente utilizada, y no siempre se basa en principios de equianalgesia (es decir, la dosis inicial de hidromorfona puede ser 2 mg aunque la razón parenteral : oral sea 1 : 5). Para los niños menores de seis meses la dosis inicial debe ser entre la cuarta y la tercera parte de la dosis indicada, y ajustarse después hasta conseguir el efecto deseado.
[c] N/R = No se recomienda.
[d] N/A = No aplicable.
[e] No se recomienda la petidina para uso prolongado, debido a su larga semivida y a la posibilidad de acumulación de un metabolito tóxico.
[f] La infusión continua de fentanilo a 100 μg/hora es aproximadamente equianalgésica a una infusión de morfina a 2,5 mg/hora.
[g] La metadona puede producir irritación cuando se administra por vía subcutánea. Debido a su semivida extremadamente larga (véase la página 43), el uso de metadona requiere extremada cautela, tanto al iniciar la terapia como cuando haya que aumentar la dosis.

Notas importantes

1. Para todos los medicamentos en los que se distingue entre niños < 50 kg y ≥ 50 kg se debe calcular la dosis en mg/kg para los niños < 50 kg, y utilizar la «dosis normal de adultos» para los niños ≥ 50 kg.
2. Cuando en un paciente con tolerancia a opioides se cambia a un opioide de semivida corta, el nuevo medicamento se debe administrar al 50% de la dosis equianalgésica (debido a la tolerancia cruzada incompleta) y ajustar después hasta conseguir el efecto deseado.

Las consideraciones usuales de dosificación para administrar morfina a niños se resumen en los siguientes casos prácticos:

Caso práctico: *ajuste de la dosis inicial de morfina intravenosa y conversión oral*

Un niño de dos años que pesa 12 kg sufre dolor severo.

- Ajuste inicial de la morfina intravenosa:
  - Dosis inicial de morfina, 0,1 mg/kg × 12 kg = 1,2 mg.
  - Reevaluar a los 30 minutos.
  - Si el niño sigue teniendo dolor y no está sedado, repetir la dosis de 1,2 mg.
  - Si el niño sigue teniendo dolor pero está algo sedado, dar un 25–50% de la dosis inicial (0,3–0,6 mg).
  - Ahora el niño se siente bien.
- Infusión continua de morfina:
  - Comenzar la infusión de morfina a la dosis de (0,03 mg/kg por hora) × 12 kg = 0,36 mg/hora (es decir, aproximadamente 0,4 mg/hora). Suministrar dosis de socorro horarias para el dolor lacerante al 50–200% de la dosis de infusión horaria, es decir, 0,2–0,8 mg.
  - Evaluar al cabo de 1 hora. El niño sigue estando bien.
  - Reevaluar al cabo de 4 horas. El niño tiene dolor moderado; se muestra retraído y llora si no se le tiene en brazos.
- Ajuste:
  - Administrar bolo de socorro. Si se produce dolor lacerante repetido, aumentar la dosis de infusión en un 25% (0,25 × 0,36 = 0,09 mg), es decir, aumentar a 0,36 + 0,09 = 0,45 mg/hora. Seguir suministrando dosis de socorro.
  - Alternativamente, continuar con dosis de socorro durante 24 horas, y después aumentar la infusión en la cantidad de morfina que se ha administrado en dosis de socorro. Por ejemplo, si se dieron seis dosis de socorro de 0,5 mg, aumentar la tasa horaria de infusión en (6 × 0,5 mg)/24 horas = 0,12 mg; de ese modo la nueva tasa de infusión pasa a ser 0,36 + 0,12 = aproximadamente 0,48 mg/hora.
  - O bien se podría dar una dosis subcutánea cada 4 horas, con dosis de socorro cada hora.

- Conversión oral:
  - A la mañana siguiente, el niño sigue estando bien y se levanta para jugar. Calcular la dosis intravenosa total en 24 horas (24 × 0,48 = 11,5 mg). Siendo la razón oral:parenteral 3:1, la dosis oral equivalente es 3 × 11,5 = 34,5 mg (o aproximadamente 35 mg). Continuar con morfina oral cada 4 horas en dosis de 6 mg (35 mg/6 = aproximadamente 6 mg).
  - Alternativamente, si se dispone de preparados de liberación controlada (35 mg/2 o 35 mg/3), dar 15 mg cada 12 horas o 12 mg cada 8 horas.
  - Para el dolor lacerante administrar una dosis de morfina de liberación inmediata, al 5–10% de la dosis de opioide establecida para el niño en 24 horas (0,1 × 35 = 3,5 mg, o aproximadamente 4 mg), según sea necesario, además de las dosis regulares programadas.

Caso práctico: tratamiento del dolor lacerante nocturno

Un niño de ocho años con dolor crónico se encuentra bien en casa con una dosis oral uniforme de 30 mg de morfina cada 4 horas. Toma la dosis de las 22:00 y se duerme; a las 03:00 se despierta con dolor y se le da otra dosis oral de morfina.

- Cambiar la pauta de dosificación para ayudar al niño a dormir sin dolor. Aumentar la dosis de la hora de acostarse (22:00) en 50%, es decir, dar 45 mg de morfina.
- Alternativamente, cambiar la forma de administración dando morfina de liberación controlada. Como 30 mg cada 4 horas dan un total diario de 180 mg, cambiar a 90 mg de morfina de liberación controlada cada 12 horas o 60 mg de morfina de liberación controlada cada 8 horas. Seguir suministrando dosis de socorro.
- O bien despertar al niño a las 02:00 para darle la dosis oral de 30 mg.

Caso práctico: depresión respiratoria y somnolencia debidas a la morfina oral en elixir

Una niña de un año, con 10 kg de peso, tiene dolor retroperitoneal moderado a severo por neuroblastoma metastático recientemente diagnosticado; se muestra inquieta y difícil de consolar. Su frecuencia respiratoria inicial es de 35/minuto.

- Procede administrar un opioide fuerte para dolor moderado a severo, por vía oral o parenteral. Para aliviar rápidamente el dolor y ajustar la dosis según la respuesta sería preferible la administración intravenosa de 0,1 mg/kg de morfina, pero se escoge la vía oral, que permitiría aplicar el tratamiento en el hogar. La razón oral:parenteral es 3:1; por lo tanto, una dosis oral de 0,3 mg/kg × 10 kg = 3 mg se administra a las 06:00 y se repite cada 4 horas.
- A las 07:00 la niña está libre de dolor.
- A las 18:00, después de tres dosis, la niña entra en un estado de somnolencia; la respiración es superficial, con frecuencia de 10/minuto.
- Estimular inmediatamente a la niña y administrarle oxígeno. Comprobar la saturación de oxígeno si se dispone de los medios necesarios. Seguir vigilando atentamente su estado.
- A las 22:00, omitir la dosis correspondiente de morfina y dejar que la niña pase a estar más despierta y activa, con respiración más profunda, frecuencia respiratoria normal y saturación de oxígeno > 95%.
- Reducir las dosis siguientes de morfina en un 50%, esto es, dar 1,5 mg cada 4 horas.
- La niña sigue estando cómoda pero despierta mientras se mantiene la morfina a este nivel reducido.

Hidromorfona

La hidromorfona se asemeja a la morfina en cuanto a farmacocinética, eficacia y toxicidad, pero es unas seis veces más potente en administración parenteral y ocho veces más potente por vía oral. Está disponible en forma oral, rectal y parenteral, y su razón oral:parenteral es 5:1. El elixir puede ser más agradable para los niños que el elixir de morfina. También se dispone de hidromorfona en formulaciones de alta potencia (10 mg/ml y en algunos países 50 mg/ml), aptas para la infusión subcutánea cuando se requieren dosis altas en pequeño volumen. Cuando la morfina está contraindicada o produce efectos secundarios inadmisibles, la hidromorfona es útil como opioide alternativo.

MEDICAMENTOS ESPECÍFICOS PARA EL ALIVIO DEL DOLOR

Metadona

La metadona es un analgésico opioide sintético de efecto prolongado que se recomienda para los niños que no toleran la morfina ni la hidromorfona a causa de sus efectos secundarios (p. ej. náusea y sedación). La larga semivida de la metadona exige ajustar muy cuidadosamente su dosificación para el control del dolor. Se recomienda una dosis oral inicial de 0,2 mg/kg, pero los intervalos de administración efectivos pueden variar entre 4 y 12 horas (véase el caso práctico siguiente). Aunque parezca que el niño tolera bien la metadona durante los primeros días, puede haber una acumulación lenta del fármaco que produzca síntomas de sobredosis en los días siguientes. Por lo tanto, así como otros opioides potentes se administran por el reloj, la metadona se debe dar inicialmente cada 4 horas *según sea necesario*. Todo niño tratado con metadona debe ser atentamente vigilado durante varios días desde el comienzo del tratamiento y cada vez que se aumente la dosis. Al cabo de 24–48 horas, una vez establecidas las necesidades del niño, se puede iniciar una dosificación continua. Si se produce somnolencia o respiración superficial, se debe suspender la metadona hasta que el niño esté despierto y la respiración se normalice; entonces se puede reanudar la administración al 50% de la dosis anterior o a intervalos más largos.

Es preferible la administración por vía oral; si es necesaria la vía parenteral, bastará aproximadamente un 50% de la dosis oral para controlar el dolor en la mayoría de los niños. En niños muy debilitados o con alteraciones importantes de la función hepática o renal se debe empezar con dosis más bajas, aumentándolas después según se requiera. Lo mismo que con la morfina, la dosis se puede elevar hasta el nivel necesario para conseguir alivio del dolor mientras el niño no padezca efectos secundarios que obliguen a limitarla.

La metadona y otros opioides de efecto prolongado se deben emplear con suma prudencia en los niños cuyo estado clínico esté cambiando rápidamente o que padezcan complicaciones del metabolismo que puedan afectar de forma súbita a la eliminación del fármaco e intensificar sus efectos secundarios. En la mayoría de los casos se deberían utilizar medicamentos de semivida más corta.

Caso práctico: dosificación de metadona (elixir oral)

Una niña de dos años de edad y 14 kilos de peso, con un tumor diseminado, padece dolor severo. Se ha suspendido la hidromorfona oral porque producía efectos secundarios inadmisibles (como antes había sucedido con la morfina). La frecuencia respiratoria de base es 32/minuto.

- La primera dosis de metadona, 0,2 mg/kg × 14 kg = 2,8 mg, se administra por vía oral a las 07:00.
    - Al cabo de una hora la niña está sin dolor.
    - A las 11:00 la niña tiene dolor moderado. Se repite la dosis de 2,8 mg y se consigue una buena analgesia.
- Dosificación recomendada:
    - Durante los 2–3 primeros días se debe dar la metadona según sea necesario, y a continuación calcular la dosis de mantenimiento y el intervalo entre dosis conforme haya sido la necesidad en el último periodo.
    - En el caso de esta niña se debe continuar la dosificación con 2,8 mg cada 6–8 horas, evaluando la situación periódicamente.
- El clínico sigue dando a la niña la dosis recomendada de metadona, pero no revisa su estado periódicamente. La niña se mantiene bien durante dos días, pero al tercero se encuentra en estado de gran somnolencia, con respiración superficial de 10/minuto.
    - Suspender la metadona hasta que la niña se despierte fácilmente y su respiración mejore.
    - A continuación reducir la dosis en un 50% (es decir, a 1,4 mg) o alargar a 8–12 horas el intervalo entre dosis.

Fentanilo

El fentanilo es un opioide sintético de efecto más corto que la morfina cuando se administra en bolo único. Se puede emplear para aliviar el dolor severo causado por procedimientos invasivos de breve duración, y en infusión para el dolor continuo. La dosis intravenosa para procedimientos breves es de 1–2 µg/kg 5 minutos antes del procedimiento. En infusión se recomienda una dosis inicial de 1–2 µg/kg a la hora por vía intravenosa. El fentanilo produce menos liberación de histamina que la morfina, por lo que también es útil para el dolor de los niños aquejados de prurito intenso y resistente al tratamiento con antihistamínicos. La administración rápida de > 3 µg/kg puede producir rigidez de la pared torácica y problemas graves de ventilación. Esa complicación es reversible empleando el antagonista opioide naloxona. El sufentanilo y el alfentanilo, sustancias análogas al fentanilo con tiempos de acción aún más cortos, pueden ser especialmente útiles para controlar el dolor durante procedimientos invasivos breves.

El fentanilo está también disponible en parches de absorción transdérmica. En esta forma carece de valor para el dolor agudo, y no está indicado para pacientes sin experiencia previa de opiáceos ni en situaciones en las que aún se esté ajustando la dosis efectiva para aliviar el dolor. El tiempo que tarda en alcanzarse el efecto máximo desde la aplicación es de 12–16 horas aproximadamente, y la semivida de eliminación del fármaco es de 21 horas. Los parches de fentanilo se utilizan para el dolor crónico en niños mayores de doce años y con más de 50 kg de peso.

Tratamiento de los efectos secundarios de los opioides

Todos los medicamentos opioides producen efectos secundarios similares. Estos problemas son bien conocidos, y se deben prever y tratar siempre que se administren opioides a niños, de modo que el control del dolor no vaya acompañado de efectos colaterales inaceptables. Es frecuente que los niños no comuniquen por propia iniciativa todos los efectos secundarios (p. ej. el estreñimiento, la disforia, el prurito), por lo que se les debe interrogar concretamente sobre esos problemas. Algunos efectos secundarios – la náusea, los vómitos y la somnolencia, por ejemplo – pueden desaparecer dentro de la primera semana desde el inicio de la terapia, pero otros requerirán tratamiento enérgico. Si esos problemas persisten a pesar de las intervenciones adecuadas, se debe ensayar otro opioide cuyos efectos secundarios puedan ser mejor tolerados. Entre los opioides suele haber tolerancia cruzada incompleta, por lo que al sustituir uno por otro se debe comenzar con el nuevo fármaco al 50% de la dosis equianalgésica y ajustar individualmente la dosis efectiva.

Estreñimiento

El estreñimiento es un efecto esperado de la administración de opioides y no se resuelve espontáneamente. Se puede evitar con una dieta adecuada (más líquidos y residuos más voluminosos) y mediante la administración diaria de un ablandador de heces como el docusato, combinado con un estimulante como el sen.

Náusea, vómitos

Cuando los opioides causan náusea o vómitos se puede dar un antiemético como la metoclopramida (0,1–0,2 mg/kg por vía intravenosa u oral cada 6 horas hasta un máximo de 15 mg por dosis), o una fenotiazina como la proclorperazina (0,1–0,2 mg/kg por vía intravenosa u oral cada 6 horas hasta un máximo de 10 mg por dosis). En un pequeño número de casos estos medicamentos pueden tener efectos secundarios extrapiramidales, por ejemplo distonía. La distonía se puede tratar con un antihistamínico, normalmente administrado por vía parenteral para que actúe con celeridad: la difenhidramina es adecuada (0,5–1 mg/kg por vía intravenosa u oral hasta un máximo de 50 mg por dosis). Antihistamínicos como la difenhidramina o la hidroxizina se pueden emplear también como antieméticos en dosis de 0,5–1 mg/kg por vía oral o intravenosa (lentamente y a través de un catéter venoso central para la hidroxizina) cada 4–6 horas, hasta un máximo de 50 mg por dosis.

Prurito

Los antihistamínicos difenhidramina e hidroxizina se pueden utilizar según se indica más arriba contra los picores causados por los opioides. También puede ser oportuno cambiar el opioide por fentanilo u oximorfona, fármacos que ocasionan menos liberación de histamina y pueden producir menos efectos secundarios o menos intensos.

Depresión respiratoria

Cuando se produce depresión respiratoria, la respuesta se debe basar en el concreto estado de salud del niño y los objetivos terapéuticos. Si el niño se encuentra en fase terminal, por ejemplo, el fallo respiratorio forma parte del proceso de morir, y los intentos de tratarlo pueden no ser procedentes si sirven para intensificar o prolongar el sufrimiento.

Cuando la depresión respiratoria es leve y procede invertirla, hay métodos sencillos que a menudo resultan efectivos, tales como estimular al niño, recordarle que respire y suspender la dosis siguiente de opioide. A continuación se debe reducir inicialmente la dosis en un 50% y ajustarla a partir de ahí para mantener el alivio del dolor sin depresión respiratoria.

Raras veces se hace precisa la inversión farmacológica con un opioide antagonista. En los casos graves, sin embargo, se debe mantener la ayuda ventilatoria, suministrar oxígeno suplementario y administrar naloxona hasta el punto de invertir la depresión respiratoria sin comprometer el alivio del dolor, si ello fuera posible. La dosis de naloxona se debe ajustar cuidadosamente (en general, incrementos de 0,5–2 µg/kg o 20 µg por vía intravenosa cada 1–2 minutos). Cuanto mayor sea la tolerancia del niño a los opioides mayor será su sensibilidad a los efectos de la naloxona, y existe el riesgo de que la abstinencia cause profundo malestar. De ahí que en el paciente con tolerancia a los opioides la naloxona deba ser ajustada en cantidades muy pequeñas para no precipitar la abstinencia, que es muy molesta y potencialmente peligrosa. Después del tratamiento con naloxona se debe vigilar al niño continuamente, porque los efectos de los opioides duran más tiempo que los del antagonista: la semivida de la naloxona es mucho más corta que la de ninguno de los opioides.

Confusión, alucinaciones

Muchos factores pueden causar efectos colaterales sobre el sistema nervioso central en los niños con cáncer. Si una investigación cuidadosa revela que la confusión o las alucinaciones guardan clara relación con el uso de un opioide, se debe cambiar éste, o añadir un neuroléptico como el haloperidol (0,01–0,1 mg/kg por vía oral o intravenosa cada 8 horas hasta una dosis máxima de 30 mg/día). Hay que emplear los neurolépticos con cautela por el peligro de que produzcan efectos secundarios extrapiramidales.

Mioclonías

La mioclonía es una sacudida súbita e involuntaria de las extremidades, la cabeza o el tronco, que se considera «benigna» cuando se produce en el adormecimiento. Si se presenta en las horas de vigilia o es severa, se puede dar una benzodiazepina (p. ej. clonazepam, empezando por 0,01 mg/kg por vía oral cada 12 horas hasta un máximo de 0,5 mg por dosis) o cambiar de opioide.

Somnolencia

Si la somnolencia no desaparece al cabo de una semana de iniciado el tratamiento con opioides, y si resulta muy molesta para el niño o sus familiares, se puede administrar un psicoestimulante como la dexanfetamina o el metilfenidato (0,1 mg/kg dos veces al día, por la mañana y a mediodía, para no perturbar el sueño nocturno). Se puede elevar la dosis por incrementos de 0,05–0,1 mg/kg hasta un máximo de 0,5 mg/kg al día.

Dependencia y tolerancia a los opioides

El temor a lo que vulgarmente se imagina como adicción a los opioides es una de las principales razones de que los niños que padecen dolor severo de origen canceroso no reciban una analgesia adecuada. Ese temor ha sido muy exagerado. La «adicción» se produce cuando el individuo muestra un comportamiento compulsivo de búsqueda y uso de una droga, primordialmente por sus efectos euforizantes. No hay tal problema en los niños con cáncer que reciben opioides para el control del dolor.

La dependencia física y la tolerancia son fenómenos fisiológicos, sin embargo, y se dan en toda persona que toma opioides durante algún tiempo. La dependencia fisiológica (física) se produce cuando el cuerpo se habitúa a cierto nivel de la droga y por lo tanto la reclama de manera continuada. Si se retiran los opioides buscamente, los niños sufren irritabilidad, ansiedad, insomnio, diaforesis, rinorrea, náusea, vómitos, calambres abdominales y diarrea. Si los opioides dejan de ser necesarios para controlar el dolor, se pueden evitar los síntomas de abstinencia en los niños que han recibido terapia con opioides durante más de una semana procediendo a una disminución gradual de las dosis.

La tolerancia a estos fármacos se produce después de una administración repetida; hay una adaptación gradual a cierto nivel de la sustancia, y se hacen necesarias dosis progresivamente mayores del opioide para conseguir el mismo grado de alivio del dolor. Aunque los niños con dolor de origen canceroso necesiten dosis de opioides cada vez mayores y más frecuentes a causa de la tolerancia, deben recibir las dosis necesarias para aliviar su dolor. De todos modos, cada vez que se hace preciso aumentar la dosis de opioide para mitigar un dolor que antes estaba controlado se debe también examinar cuidadosamente al niño para descubrir si la enfermedad ha avanzado, ya que el dolor puede ser el primer signo de agravamiento.

A menudo los padres ven con alarma el empleo de opioides en sus hijos, sobre todo cuando el caso requiere dosis crecientes. Es esencial, por lo tanto, que el personal sanitario tranquilice a la familia en el sentido de que la dependencia y la tolerancia a los opioides son fenómenos normales y no significan que el niño se haya convertido en «adicto». También es posible que los niños y adolescentes manifiesten «comportamientos de búsqueda compulsiva de la sustancia», como pueden ser reclamar el opioide con frecuencia, pedir dosis más altas y estar «pendientes del reloj». Esa pauta de comportamiento – la «pseudoadicción» – se observa con frecuencia cuando el tratamiento del dolor es subóptimo, y generalmente desaparece luego de que el problema se haya afrontado resueltamente y se haya ajustado la medicación para suministrar alivio satisfactorio.

Terapia coadyuvante

Son muchos los medicamentos que pueden aliviar los síntomas que experimentan los niños con cáncer. Los fármacos llamados «coadyuvantes» pueden contribuir a mitigar el dolor mejorando el estado de ánimo, reduciendo el grado de ansiedad o minimizando los efectos adversos de los analgésicos primarios, y también reforzando directamente la analgesia. A diferencia de lo que sucede con los analgésicos opioides y no opioides, el uso de fármacos coadyuvantes para controlar el dolor y paliar los síntomas de los niños se basa generalmente en ensayos no controlados y experiencia clínica anecdótica. Estos medicamentos no se deben prescribir por rutina, antes bien su papel en el tratamiento del dolor del cáncer se debe basar en las necesidades de cada niño. Su empleo intensivo o prolongado en niños debe orientarse por una reevaluación continua de sus indicaciones y su eficacia. El cuadro 7 presenta en forma resumida los principales grupos de medicamentos coadyuvantes, que se examinan con más detalle en los apartados siguientes.

Antidepresivos

Los antidepresivos tricíclicos pueden aliviar el dolor además de la depresión. Son los fármacos de elección para paliar el dolor neuropático (dolor urente originado por lesión o inflamación de las vías nerviosas, p. ej. neuropatía producida por la vincristina, invasión tumoral o neurotomía). Asimismo, los antidepresivos tricíclicos mejoran el sueño y pueden reforzar la analgesia de los opioides. Se recomienda una dosis oral inicial de 0,2–0,5 mg/kg de amitriptilina, con una dosis inicial máxima de 25 mg, a la hora de dormir, aumentando en un 25% cada 2–3 días hasta niveles antidepresivos si fuera necesario. Lo normal es que el sueño mejore de inmediato y que el dolor disminuya dentro de los primeros 3–5 días, aunque el efecto analgésico pleno puede no manifestarse hasta transcurridas dos semanas o más. Dosis muy bajas y muy altas se han asociado con una analgesia insuficiente. Efectos secundarios comunes, que incluyen efectos anticolinérgicos tales como sequedad de boca y somnolencia, se pueden minimizar ajustando cuidadosamente la dosificación; también se puede pasar a un tricíclico de menor acción anticolinérgica, como la desipramina o la nortriptilina. Otras alternativas son la doxepina y la imipramina. En el caso de que los antidepresivos no alivien el dolor de deaferentación, se puede dar un anticonvulsivo si no está contraindicado.

Los antidepresivos tricíclicos se deben emplear con cautela en niños con riesgo aumentado de disfunción cardiaca (p. ej. tras administración de doxorrubicina). En esos casos está indicado hacer un electrocardiograma previo, que se debe repetir a medida que se ajuste la dosis al alza. La evidencia de intervalo Q-T prolongado corregido o bloqueo cardiaco constituye una contraindicación de los antidepresivos tricíclicos, o puede ser manifestación de su toxicidad.

Anticonvulsivos

Los anticonvulsivos, concretamente la carbamazepina, la fenitoína y el clonazepam, pueden aliviar el dolor neuropático, en especial el dolor terebrante o lancinante. Se incrementa la dosis gradualmente hasta situar el nivel plasmático en valores terapéuticos contra las convulsiones, o hasta que los efectos secundarios (desorientación, somnolencia, ataxia, trastornos gastrointestinales) lleguen a ser inaceptables. La dosis inicial de carbamazepina en niños es de 2 mg/kg por vía oral cada 12 horas con un máximo inicial de 100 mg por dosis, que se puede aumentar gradualmente hasta 10–20 mg/kg diarios (repartidos en 2 ó 3 tomas). Se minimizan los efectos secundarios ajustando lentamente el aumento de la dosis y vigilando los niveles corporales de la sustancia. El nivel plasmático terapéutico para un alivio efectivo del dolor no se ha estudiado en niños. Se debe vigilar periódicamente al niño en previsión de reacciones hematológicas, hepáticas o alérgicas. Si no se consigue el efecto terapéutico deseado con uno de estos medicamentos, se puede sustituir por otro. No obstante, hay que dejar pasar un tiempo suficiente para el ajuste al alza de la dosis

Cuadro 7
Medicamentos coadyuvantes

Categoría	Sustancia, dosificación	Indicaciones	Observaciones
Antidepresivos	Amitriptilina, 0,2–0,5 mg/kg por vía oral, aumentando en un 25% cada 2–3 días hasta dosis antidepresivas (300 mg/día). Alternativas: doxepina, imipramina, nortriptilina.	Dolor neuropático (p. ej. producido por vincristina, radiación, plexopatía, invasión tumoral), insomnio.	Generalmente, el sueño mejora y el dolor se alivia en 2–3 días. Los efectos anticolinérgicos obligan a limitar la dosis. Deben emplearse con precaución en niños con riesgo acrecentado de disfunción cardiaca.
Anticonvulsivos	Carbamazepina, 2 mg/kg por vía oral cada 12 horas. Fenitoína, 2,5–5 mg/kg por vía oral cada 12 horas. Clonazepam,[a] 0,01 mg/kg por vía oral cada 12 horas.	Dolor neuropático, especialmente dolor terebrante o lancinante.	Vigilar posibles reacciones hematológicas, hepáticas y alérgicas. Efectos secundarios: ataxia, trastornos gastrointestinales, desorientación, somnolencia.
Neurolépticos	Clorpromazina, 0,5 mg/kg por vía oral o intravenosa cada 6–8 horas. Haloperidol, 0,01–0,1 mg/kg por vía oral o intravenosa cada 8 horas.	Náusea, confusión, psicosis, agitación aguda. Refuerzo de la analgesia por opioides.	Considerar el empleo concomitante de un antihistamínico (p. ej. difenhidramina) para evitar reacciones distónicas a dosis elevadas o tratamientos prolongados.
Sedantes, hipnóticos, ansiolíticos	Diazepam, 0,05–0,1 mg/kg por vía oral cada 4–6 horas. Lorazepam, 0,02–0,04 mg/kg	Ansiedad aguda, espasmo muscular. Premedicación para procedimientos	El efecto sedante puede limitar el empleo de opioides. Otros efectos

TERAPIA COADYUVANTE

Categoría	Sustancia, dosificación	Indicaciones	Observaciones
	por vía oral o intravenosa cada 4–6 horas. Midazolam, 0,05 mg/kg por vía intravenosa 5 minutos antes del procedimiento o 0,3–0,5 mg/kg por vía oral 30–45 minutos antes del procedimiento.	dolorosos.	secundarios son la depresión y la dependencia por uso prolongado.
Antihistamínicos	Hidroxizina, 0,5–1 mg/kg cada 4–6 horas. Difenhidramina, 0,5–1 mg/kg cada 4–6 horas.	Prurito producido por opioides, ansiedad, náusea.	El efecto secundario sedante puede ser útil.
Corticosteroides	Prednisona, prednisolona y dexametasona. La dosificación depende de la situación clínica.	Cefalea por elevación de la presión intracraneana, compresión de la médula o de las vías nerviosas, metástasis generalizadas.	Los efectos secundarios incluyen edema, síntomas dispépticos y ocasionalmente hemorragia gastrointestinal.
Psicoestimulantes[a,b]	Dexanfetamina, metilfenidato, 0,1 mg/kg por vía oral dos veces al día, aumentando hasta 0,5 mg/kg en caso necesario.	Somnolencia producida por opioides, potenciación de la analgesia por opioides.	Los efectos secundarios incluyen agitación, trastornos del sueño y anorexia. La administración de la segunda dosis a primera hora de la tarde contribuye a evitar los trastornos del sueño.

[a] No incluido en la *Lista modelo de medicamentos esenciales* de la OMS.
[b] Sustancia controlada, de uso reservado al personal médico debidamente adiestrado.

analgésica; los niveles plasmáticos se estabilizan en 1–2 semanas aproximadamente.

La pancitopenia es el principal de los efectos potencialmente letales de la carbamazepina, y puede ser exacerbada por la quimioterapia concomitante. Esta sustancia se debe emplear con **extremada cautela** en los niños en quienes esté comprometida la función de la médula ósea y en los que reciban quimioterapia mielosupresora.

La fenitoína es un anticonvulsivo opcional; a una dosis de ataque inicial de 15 mg/kg debe seguir una dosis de mantenimiento de 2,5–5 mg/kg por vía oral cada 12 horas hasta un máximo de 250–300 mg/día. Si se emplea clonazepam, la dosis inicial es de 0,01 mg/kg por vía oral cada 12 horas, con incrementos graduales del 10–25% cada 2–3 días hasta un máximo de 0,1–0,2 mg/kg por día. Hay que vigilar atentamente al niño, porque el clonazepam posee un marcado efecto soporífico y puede causar depresión respiratoria y problemas de comportamiento.

Neurolépticos

Se emplean neurolépticos, concretamente fenotiazinas y butirofenonas, para aliviar la náusea y los vómitos y para tratar la psicosis y la agitación aguda de los niños. Entre sus efectos secundarios están la somnolencia, la hipotensión, la visión borrosa, la sequedad de boca, la taquicardia y (raramente) la retención de orina y el estreñimiento. Aunque infrecuentes cuando se emplean en niños, son de temer las reacciones extrapiramidales de las fenotiazinas, particularmente la crisis oculógira; procede, pues, utilizar esas sustancias con precaución. Se recomienda una dosis oral inicial de clorpromazina (0,5 mg/kg hasta una dosis máxima de 25 mg) cada 6–8 horas. El efecto sedante de los neurolépticos puede limitar la dosis tolerable de cualquier opioide que se administre al mismo tiempo.

Antieméticos

El ondansetrón es un nuevo agente antiemético que ha demostrado ser muy útil para la náusea y los vómitos producidos por la quimioterapia. La posología es 0,15 mg/kg por vía intravenosa cada 4 horas o por infusión continua a 0,45 mg/kg por día tras un bolo inicial de 0,15 mg/kg, con una dosis máxima de 32 mg/día.

Sedantes, hipnóticos y ansiolíticos

Las benzodiazepinas tienen una serie de indicaciones importantes para los niños con cáncer. El diazepam y el lorazepam se recomiendan para el alivio a corto plazo de la ansiedad aguda y del espasmo muscular, mientras que el midazolam se emplea con frecuencia para premedicar a los niños a los que hay que someter a procedimientos dolorosos. Ahora bien, las benzodiazepinas producen sedación, y por lo tanto pueden limitar la dosis de opioide que se administre a la vez. La dosis recomendada de diazepam como ansiolítico y relajante muscular es de 0,05–0,1 mg/kg por vía oral hasta una dosis inicial máxima de 5 mg cada 4–6 horas, con el incremento gradual que sea conveniente. El lorazepam se da según sea necesario en la dosis de 0,02–0,04 mg/kg por vía oral o intravenosa, con un máximo inicial de 4 mg cada 4–6 horas. Sus efectos secundarios incluyen sedación y depresión, y su uso prolongado puede producir dependencia. El diazepam se debe emplear con prudencia en los neonatos. La dosis de midazolam es de 0,05 mg/kg por vía intravenosa 5 minutos antes del procedimiento doloroso, y se puede repetir dos veces. Aunque el midazolam sólo se presenta en forma de solución para uso parenteral, se puede administrar oralmente incorporando la solución a un jarabe con sabor. La dosis oral es de 0,3–0,5 mg/kg con un máximo inicial de 15 mg, 30–45 minutos antes del procedimiento.

Antihistamínicos

Los antihistamínicos resultan particularmente útiles para aliviar el prurito inducido por el uso de opioides. La hidroxizina, que posee propiedades ansiolíticas, antihistamínicas y antieméticas, es el antihistamínico de elección, sobre todo para los niños que sufren ansiedad o náusea. La dosis recomendada es de 0,5 mg/kg por vía oral o intravenosa lenta a través de un catéter central, con un máximo inicial de 50 mg cada 4 horas. Los efectos colaterales más frecuentes son la sedación y la sequedad de boca, y en ocasiones la agitación. Como alternativa se puede emplear la difenhidramina a las mismas dosis.

Corticosteroides

Los corticosteroides son útiles para aliviar el dolor de la inflamación asociada a la compresión de vías nerviosas, la cefalea originada por el aumento de la presión intracraneana y el dolor de las metástasis óseas. Los más utilizados son la prednisona, la prednisolona y la dexametasona; la dosificación depende de la situación clínica. Cuando se pretende emplear el corticosteroide como fármaco coadyuvante hay que considerar atentamente la duración proyectada del tratamiento. Entre los efectos secundarios se cuentan el edema, síntomas dispépticos, y en ocasiones la hemorragia gastrointestinal. Los efectos gastrointestinales pueden ser más intensos en el caso de administración simultánea de AINE. También puede aparecer hipertensión, miopatía proximal, agitación, hiperglucemia, psicosis e infecciones oportunistas. En particular, los cambios de tono afectivo y el aumento de peso pueden ser muy penosos para los niños y adolescentes. El uso prolongado de corticosteroides puede producir supresión suprarrenal, y su suspensión debe hacerse mediante disminución gradual de la dosis.

Psicoestimulantes

La dexanfetamina y el metilfenidato son a veces útiles para reducir la somnolencia en aquellos niños en quienes los opioides producen sedación persistente e intensa. Estos psicoestimulantes pueden también potenciar los efectos analgésicos de los opioides. La dosis inicial es de 0,1 mg/kg dos veces al día, por la mañana y al mediodía, que se puede aumentar paulatinamente por incrementos de 0,05–0,1 mg/kg hasta un máximo de 0,5 mg/kg dos veces al día si fuera necesario. Los efectos secundarios incluyen agitación, alteración del sueño y anorexia. Estos fármacos suelen ser sustancias controladas, y su uso debe estar reservado al personal médico debidamente capacitado.

Al evaluar la necesidad de psicoestimulantes hay que excluir otras causas de sedación; muchas veces la somnolencia persistente en pacientes que reciben opioides tiene distinto origen, por ejemplo el empleo simultáneo de otros depresores del sistema nervioso central, estados metabólicos anormales o debilidad extremada.

Recursos anestésicos y neuroquirúrgicos

Los enfoques anestésicos y neuroquirúrgicos tienen un papel limitado en el tratamiento del dolor del niño con cáncer. La administración epidural e intratecal de opioides y anestésicos locales puede ser útil para los niños que no obtienen un alivio suficiente del dolor con opioides orales y parenterales combinados con coadyuvantes, y para aquellos en quienes el alivio del dolor es adecuado pero los efectos secundarios son intolerables. El acceso permanente a las vías raquídeas elimina la necesidad de hacer punciones repetidas, pero se trata de una técnica especializada que sólo deben llevar a cabo los anestesiólogos pediátricos experimentados. La sedación profunda o la anestesia general se pueden emplear para aliviar el dolor durante procedimientos invasivos. En situaciones infrecuentes puede estar indicado el uso prolongado de anestesia para controlar el dolor y el sufrimiento del niño moribundo, pero este enfoque sólo se debe considerar tras la utilización enérgica de opioides y medicaciones coadyuvantes, y cuando los enfoques localizados o neuroquirúrgicos no son factibles o son inaceptables para el niño y su familia.

Los bloqueos periféricos y raquídeos (epidurales o intratecales) se emplean rara vez en los niños con cáncer debido a la naturaleza de los procesos malignos infantiles, que suelen ser diseminados, rápidamente progresivos o con metástasis en el sistema nervioso central. El alivio del dolor que proporcionan las inyecciones de anestésicos locales suele ser de corta duración, y por lo tanto es frecuente que se necesiten inyecciones repetidas o infusiones continuas. En cuanto a las técnicas neuroquirúrgicas (cordotomía) en las que se destruye una vía nerviosa para reducir el dolor, rara vez están indicadas en los niños, pero pueden proporcionar alivio eficaz en casos de dolor localizado, originado por el tumor y resistente a otros tipos de tratamiento analgésico. En contraste con las cordotomías abiertas, el método percutáneo requiere la cooperación del niño. En casos muy seleccionados, la operación quirúrgica de descompresión de la médula puede aliviar el dolor severo debido a esa condición. La elección de tratamiento quirúrgico o no quirúrgico debe basarse en el examen de cada paciente y de los riesgos y beneficios consiguientes.

Dolor relacionado con los procedimientos aplicados

Para muchos niños sometidos a tratamiento curativo, el dolor vinculado a procedimientos diagnósticos y terapéuticos es peor que el que se deriva del propio cáncer. Es particularmente importante actuar con energía contra esa clase de dolor porque el niño con cáncer puede necesitar procedimientos repetidos en el futuro. Si se llevan a cabo sin un control adecuado del dolor, pueden generar en el niño una ansiedad que a su vez puede acrecentar sustancialmente el dolor de procedimientos subsiguientes, alterar las relaciones con el personal sanitario y menoscabar el cumplimiento de las prescripciones médicas.

Principios generales

En la profilaxis del dolor causado por procedimientos se deben integrar enfoques farmacológicos y no farmacológicos (*16*). Los métodos concretos que se utilicen deberán adaptarse a cada niño, al procedimiento concreto y a las necesidades y preferencias del niño y de su familia.

Se debe preparar adecuadamente al niño para todos los procedimientos invasivos y diagnósticos, desde la punción del dedo hasta la aspiración de médula ósea y la obtención de escanogramas. Debe saber en qué consiste el procedimiento y cómo se va a llevar a cabo, y debe ser advertido de cualquier posible visión, olor o sonido inusual. Si es factible y culturalmente apropiado, los padres deberían estar presentes durante el procedimiento para confortar a su hijo. No se les debe pedir que le sujeten durante las intervenciones. Éstas se deben efectuar en salas de tratamiento designadas al efecto, no en la habitación del niño, que hasta donde sea posible debe ser un refugio en el que no se produzcan acontecimientos dolorosos. Hay que asegurar la competencia de la persona que realiza el procedimiento; el niño con cáncer consciente no debe ser tratado por personas inexpertas que estén aprendiendo a efectuar ciertos procedimientos.

El tratamiento farmacológico enérgico suele ser necesario en el caso del niño que pasa por su primera experiencia de un procedimiento doloroso, para prevenir el ciclo de temor que se instaura cuando se hace necesario repetirlo una y otra vez. También se pueden adoptar enfoques de comportamiento una vez completados los procedimientos de diagnóstico iniciales. Si se están empleando agentes farmacológicos que producen sedación consciente, el niño debe estar bajo la observación atenta de una persona que tenga como única responsabilidad vigilar la respiración y el nivel de conciencia; siempre que sea posible se debe emplear la oximetría de pulso. Debe estar presente una persona experta en el control de la ventilación, provista de equipo de reanimación y de los fármacos adecuados.

Enfoques terapéuticos

Los procedimientos pueden producir dolor de intensidad variable en diferentes niños. Para tratarlo, sin embargo, es importante darse cuenta de que puede haber tanto dolor como ansiedad, y que hay que ocuparse de esos dos componentes del sufrimiento. Los enfoques de tratamiento del dolor que se examinan en los párrafos siguientes aparecen resumidos en el recuadro de las páginas 66-67.

Agentes farmacológicos

Anestésicos locales

Para los procedimientos que requieren punciones con aguja suelen ser útiles los anestésicos locales.

- Una mezcla eutéctica de anestésicos locales (lidocaína al 2,5% y prilocaína al 2,5%) proporciona anestesia local a través de la piel intacta si se aplica bajo apósito oclusivo durante una hora como mínimo. El tiempo de aplicación máximo son 4 horas. Este método puede reducir sensiblemente el dolor aparejado a la práctica de punción lumbar, canulación venosa, acceso a reservorios e inyecciones subcutáneas de agentes tales como L-asparginasa y

GCSF (factor estimulante de colonias de granulocitos). También pueden ser útiles los preparados tópicos de lidocaína.

- La *lidocaína* se puede aplicar mediante inyección subdérmica con aguja de pequeño calibre o con nebulizador a presión. Si se utiliza aguja, se debe practicar una pequeña ampolla subcutánea antes de introducir la aguja lentamente. La quemazón que produce la administración local es sensiblemente menor si la sustancia se tampona con una solución estándar de bicarbonato de sodio (1 mol/l = 1 mEq/ml) a razón de 9 partes de lidocaína por 1 parte de bicarbonato de sodio.

Sedantes e hipnóticos

- Los sedantes y los hipnóticos proporcionan alivio de la ansiedad y sedación, pero no analgesia, y por lo tanto no se deben emplear solos en los procedimientos dolorosos, sino juntamente con un analgésico.
- El *hidrato de cloral* a 50–100 mg/kg por vía oral hasta un máximo de 2 g es el fármaco de elección para los procedimientos indoloros que requieren la cooperación del niño, tales como escanogramas (tomografía computadorizada e imagen por resonancia magnética).
- El *pentobarbital* a 1–2 mg/kg en bolos intravenosos hasta una sola dosis máxima de 100 mg y cuidadosamente ajustado según su efecto es un agente apropiado para sedar a los niños que no han respondido bien al hidrato de cloral, o a niños mayores o con retraso del desarrollo. Sólo debe ser administrado por personas competentes en el control de la ventilación, y en un marco vigilado donde se disponga de equipo de reanimación.
- Las *benzodiazepinas*, entre ellas el *diazepam* y el *midazolam*, se pueden emplear juntamente con un opioide para proporcionar alivio durante los procedimientos que ocasionen dolor moderado a severo (p. ej. aspiraciones de médula ósea). Estos agentes se deben utilizar en un marco vigilado, ya que el riesgo de depresión respiratoria aumenta cuando se dan con un opioide. El *flumazenil* puede servir para invertir la depresión respiratoria o la sedación asociadas

a una sobredosis de benzodiazepinas. La dosis inicial recomendada de flumazenil es de 0,2 mg como bolo intravenoso, repetida hasta un máximo de 4 veces si no hay respuesta en menos de un minuto. Si hay respuesta inicial pero al cabo de 20 minutos vuelve a producirse la sedación, se puede repetir de nuevo la dosis.

- El *diazepam* se puede emplear por vía oral a una dosis de 0,01–0,5 mg/kg, pero por ser un medicamento de acción prolongada requiere mantener la observación hasta bastante tiempo después de completado el procedimiento. En administración intravenosa causa quemazón y esclerosis local, que se reducen dándolo lentamente como solución diluida y por una vena de gran calibre.

- El *midazolam*, a 0,3–0,5 mg/kg por vía oral hasta un máximo de 15 mg 30–45 minutos antes del procedimiento, o 0,05 mg/kg por vía intravenosa 5 minutos antes del procedimiento y repetido por dos veces si es necesario, es el fármaco de elección para procedimientos dolorosos breves, y se utiliza en conjunción con un opioide. Es de acción corta, y la solución se puede administrar por vía intravenosa y dosificar hasta conseguir el efecto deseado, o por vía oral incorporándola a un jarabe con sabor.

Opioides
Para procedimientos, las vías más apropiadas de administración de opioides son la intravenosa, la oral, la intranasal y la transmucosal. A menudo se emplean opioides en conjunción con una benzodiazepina para producir sedación consciente en los procedimientos que causan dolor moderado a severo. Se debe disponer de fármacos y equipo de reanimación adecuados, así como de equipo de monitorización y personal competente. Las dos sustancias más utilizadas dentro de esta categoría son:

- La *morfina*, dada a 0,1 mg/kg por vía intravenosa 5–10 minutos antes del procedimiento o 0,3 mg/kg por vía oral una hora antes.

- El *fentanilo*, dado a 0,5–2 µg/kg 5–10 minutos antes del procedimiento.

Si se utiliza una combinación de opioides y benzodiazepinas, deberán valorarse su eficacia y los posibles efectos adversos en el pico de su acción para orientar la dosificación subsiguiente.

Anestésicos generales
Los agentes que se emplean por inhalación o infusión intravenosa para inducir anestesia general pueden ser apropiados para aliviar el dolor severo aparejado a ciertos procedimientos. Se ha informado de la utilidad de la ketamina, el óxido nitroso y el propofol con ese fin. La ketamina también puede servir en concentraciones subanestésicas para aliviar el dolor causado por procedimientos, sobre todo en niños con cáncer que requieran anestésicos frecuentes y repetidos. En general estos agentes deberían ser administrados por anestesiólogos altamente entrenados en el control de la ventilación. El empleo de anestésicos locales durante el procedimiento puede reducir el malestar y el dolor subsiguientes.

Técnicas no farmacológicas

Las técnicas no farmacológicas forman parte integral e importante del tratamiento correcto del dolor producido por procedimientos, pero no se deben usar en sustitución de una analgesia farmacológica adecuada en niños sometidos a procedimientos muy dolorosos. Las técnicas cognitivas y comportamentales con especial aplicación al dolor de procedimientos incluyen:

- la participación de los padres
- las técnicas de autocontrol
- la distracción
- la visualización/hipnosis.

Las técnicas físicas contra el dolor de procedimientos incluyen:

- el tacto
- el frío.

Algoritmos para el tratamiento del dolor durante procedimientos

1. **Procedimientos indoloros, p. ej. tomografía computadorizada, imagen por resonancia magnética**
   - Preparación individualizada.
   - Cuando es necesario sedar, hidrato de cloral una hora antes del procedimiento.
   - Cuando el hidrato de cloral es ineficaz (en un niño mayor o con retraso del desarrollo, o debido a una reacción idiosincrásica), y si se dispone de los medios de monitorización adecuados, pentobarbital.

2. **Procedimientos levemente dolorosos, p. ej. punción en el dedo, canulación intravenosa, venipunturas**
   - Preparación individualizada.
   - Presencia parental.
   - Agrupación de los procedimientos para evitar repeticiones (de punciones en los dedos, por ejemplo).
   - Anestésicos locales:
     - anestésicos tópicos
     - lidocaína tamponada.
   - Técnicas comportamentales como pompas de jabón, matasuegras, distracción.

3. **Procedimientos moderadamente dolorosos, p. ej. punción lumbar**
   - Preparación individualizada.
   - Anestésicos locales:
     - anestésicos tópicos
     - lidocaína tamponada.
   - Técnicas comportamentales como distracción, hipnosis.

- Benzodiazepinas (en algunos niños).

4. **Procedimientos moderada a severamente dolorosos, p. ej. aspiración de médula ósea, biopsia**
   - Preparación individualizada y presencia parental.
   - Anestésicos locales:
     - anestésicos tópicos
     - lidocaína tamponada.
   - Cualquier pauta medicamentosa que produzca sedación consciente en situación cuidadosamente monitorizada, por ejemplo:
     - *Si hay acceso venoso establecido*: midazolam intravenoso con fentanilo o morfina 5 minutos antes del procedimiento.
     - *Si no hay acceso venoso establecido*: midazolam oral con morfina, o diazepam oral con ketamina intramuscular, o anestesia general.

Asistencia espiritual

Los padres necesitan un grado considerable de fortaleza personal para aceptar el diagnóstico de cáncer en su hijo, afrontar los tratamientos y dar apoyo al niño. A menudo serán las creencias espirituales de cada individuo lo que suministre esa fortaleza interior, y la asistencia espiritual debe ser considerada un componente importante del tratamiento del cáncer. Puede ser la fuente de consuelo más segura y sólida para los niños y sus familiares. Sin que ello signifique ser entrometidos, los profesionales sanitarios deben informarse acerca de las creencias espirituales de la familia tan pronto como sea posible tras el diagnóstico. De ese modo tendrán una valiosa orientación acerca de acciones y palabras que puede ser apropiado emplear en el curso del tratamiento del niño, y de actitudes particulares que se deben respetar. Padres e hijos deben poder elegir con quién hablar y compartir experiencias, sin sufrir imposiciones en ese aspecto. La asistencia espiritual auténtica no debe ser dogmática sino respetuosa, y ayudar al niño y a su familia a encontrar cierto grado de paz.

Problemas éticos en el control del dolor

Cuidado del niño moribundo

No siempre es posible evitar la muerte prematura y trágica de un niño, pero se puede aliviar su dolor y su sufrimiento con cuidados competentes y compasivos (*35, 36*). Muchos niños se dan cuenta de que se están muriendo, aunque nadie les haya hablado de eso; deben recibir los cuidados paliativos y de apoyo apropiados, incluido un control adecuado del dolor (*37*). La comprensión de la muerte que tienen los niños varía con su edad de desarrollo (*38*). Hasta los niños de corta edad pueden reconocer la palabra «muerte», aunque su comprensión es limitada y lo que más temen es la separación; necesitan que se les reconforte y se les dé seguridad. Los niños de tres a seis años pueden comprender que están muy enfermos y no mejoran. Los niños mayores pueden comprender que se están muriendo y a menudo son capaces de hablar de ello abiertamente, aunque tal vez prefieran no hacerlo o compartir lo que sienten con una sola persona determinada. Los adolescentes son muy conscientes de lo que significan las implicaciones del diagnóstico, el fracaso de distintos tratamientos y la inevitabilidad de la muerte.

Los profesionales sanitarios deben dar confianza mostrando una sinceridad coherente en su comunicación con los niños y sus padres, sobre todo en sus respuestas a las preguntas acerca de la muerte. Dado que la enfermedad puede ser incurable, es probable que las necesidades físicas y emocionales del niño vayan en aumento. Son el niño y su familia quienes deben decidir dónde pasar los últimos días, si en el hospital, en casa o en un hospicio. Los cuidados que reciba el niño en casa o en un hospicio deben ajustarse al mismo plan que en el hospital, pero en esos casos suelen ser los padres quienes asumen la responsabilidad primaria del tratamiento. Los padres necesitan una instrucción detallada que mitigue su preocupación y les permita concentrarse en enriquecer y compartir los últimos momentos de la vida de su hijo.

La publicación *Care of the dying child* es una buena obra general de consulta (*39*).

El tratamiento de la enfermedad y del trauma que comporta debe incluir esfuerzos denodados por aliviar el dolor, y orientarse a evitar todo sufrimiento innecesario. Esto es tanto más cierto en la asistencia a niños, porque son especialmente vulnerables; no pueden defenderse a sí mismos, y por lo tanto dependen de los adultos. Los dos principios éticos cardinales de la atención clínica son hacer bien y minimizar el daño. En la práctica esto significa buscar un equilibrio entre los beneficios y los inconvenientes del tratamiento oncológico para el niño y la familia. La base de esos principios es el respeto al niño, a su derecho a elegir y su necesidad de ser protegido.

El carácter cada vez más agresivo del tratamiento oncológico implica terapias y procedimientos que pueden causar mucho dolor y sufrimiento. Los profesionales y las instituciones de la salud deben apoyar el tratamiento humano y competente del dolor y el sufrimiento, sobre todo en el caso del niño moribundo. El profesional sanitario debe ser también un defensor del niño. Aun cuando una familia crea que el niño debe soportar dolor severo, el profesional de la salud está obligado a proporcionarle un alivio adecuado, si es necesario implicando a las autoridades judiciales o administrativas competentes.

Eutanasia y asistencia médica al suicidio

Eutanasia médica es la intervención activa e intencionada de un profesional sanitario para poner fin a una vida, basada en la creencia de que es mejor poner fin a una existencia de sufrimiento intolerable. Suprimir un tratamiento inútil, que produce más padecimiento que beneficio para el paciente, no es eutanasia. Proporcionar analgesia adecuada a un niño no es lo mismo que cercenar intencionadamente su vida, ni siquiera en el caso improbable de que dosis adecuadas de sustancias analgésicas acorten la vida. Si la situación clínica del niño cambia y los tratamientos que antes se juzgaron necesarios se consideran ahora inútiles, la supresión de esos tratamientos no es eutanasia.

Asistencia médica al suicidio es suministrar los medios, en este caso al niño y a la familia, para poner fin a la vida, con el entendimiento explícito y mutuo de que se emplearán con ese objeto. Ahora bien, puesto que es muy improbable que los niños busquen activamente la muerte si están recibiendo el alivio del dolor y el tratamiento paliativo adecuados, la OMS piensa que sería prematuro plantear en esta publicación las complejas cuestiones de la eutanasia y el suicidio asistido en los niños con cáncer.

Equidad en el empleo de recursos limitados

La mayoría de los recursos sanitarios que hay en el mundo, incluidos los que sirven para aliviar el dolor y el sufrimiento, sólo están al alcance de una minoría de los niños. Incluso en países desarrollados es frecuente que la mayor parte de los recursos se destinen a la terapia curativa antes que al tratamiento paliativo. El empleo agresivo de agentes quimioterapéuticos costosos, radioterapia o cirugía cuando no hay posibilidad de cura ni de paliación es un ejemplo del uso inapropiado de recursos. En muchos países, una proporción considerable de los recursos disponibles para las terapias curativas se utilizaría con mayor provecho si se destinara a programas de alivio del dolor y tratamiento paliativo.

Los esfuerzos de colaboración ya iniciados por la OMS y varias organizaciones humanitarias se deberían ampliar para promover la cooperación entre centros de países desarrollados y en desarrollo con el objetivo de asegurar un tratamiento adecuado del dolor y el sufrimiento en los niños que padecen cáncer.

Educación profesional

Se ha avanzado enormemente en el conocimiento del alivio del dolor del cáncer infantil, pero en la práctica clínica subsisten aún serias deficiencias. Hay una gran distancia entre lo que se sabe y lo que se practica. El personal de salud carece de información actualizada sobre los sistemas del dolor, los métodos de evaluación del dolor y los medios efectivos de aliviar el dolor del cáncer. Ahora y en el futuro inmediato lo más prioritario debe ser aplicar en la práctica clínica lo que ya se sabe sobre cómo aliviar el dolor de los niños con cáncer.

En la actualidad, los programas de educación sanitaria (medicina, enfermería, psicología) incluyen poca información acerca de los sistemas sensoriales que median el dolor, los factores que lo potencian, los resortes que activan los sistemas internos de inhibición del dolor o las terapias farmacológicas y no farmacológicas que pueden aplicarse a los niños. Las directrices de tratamiento del dolor del cáncer que se ofrecen en esta publicación deben divulgarse a efectos educativos en los países tanto desarrollados como en desarrollo, junto con información sobre la naturaleza del dolor del cáncer infantil y su evaluación y tratamiento. Los objetivos de los programas de educación en este terreno deberían ser:

- difundir un temario básico común que contenga las directrices esenciales para aliviar el dolor del cáncer en los niños, al cual se agreguen materiales suplementarios para satisfacer las necesidades de las distintas categorías profesionales;
- suministrar programas de formación para el personal de salud, en asociación con sus colegios profesionales y con el profesorado universitario y de las escuelas de formación.

Esos objetivos se podrían lograr alentando y ayudando a sociedades interesadas en la educación profesional (por ejemplo el Grupo de Atención Especial a los Niños de la IASP), asociaciones nacionales e internacionales de medicina y enfermería, sociedades oncológicas y fundaciones de apoyo y fomento de las reformas educativas. Esas instituciones podrían ayudar a distribuir materiales didácticos apropiados acerca del tratamiento del dolor del cáncer a través de los sistemas de educación sanitaria ya existentes.

Finalmente, hay que tranquilizar al público convenciéndole de que el dolor del cáncer infantil se puede controlar, y de que es innecesario que los niños sufran dolor prolongado y severo. La farmacoterapia es la base del tratamiento del dolor del cáncer, pero debe combinarse con técnicas cognitivas, físicas y comportamentales como las descritas en esta publicación.

Educación del público

El público no especializado puede hacer campaña en favor del tratamiento completo y humano al que tienen derecho los niños con cáncer. Para ello, el público debe tomar conciencia de que:

- los niños con cáncer a menudo sufren dolor;
- las pautas prácticas de alivio del dolor en los niños comprenden terapias tanto farmacológicas como no farmacológicas;
- los medicamentos opioides son seguros y eficaces para los niños siempre que se utilicen adecuadamente para el control del dolor;
- la administración adecuada de medicamentos opioides no conduce al uso indebido ni a la adicción, como vulgarmente se piensa;
- es posible combinar la farmacoterapia con métodos no farmacológicos sencillos y prácticos de control del dolor para dar alivio efectivo al dolor del cáncer infantil.

Aspectos legislativos y normativos

Los sistemas que regulan la distribución y la prescripción de sustancias opioides fueron establecidos cuando aún no se había reconocido debidamente el valor de los opioides administrados por vía oral para tratar el dolor de los pacientes con cáncer. Esos sistemas se desarrollaron para prevenir el uso indebido de los opioides potentes, no para coartar su aplicación al alivio del dolor en el cáncer. Remitimos al lector a la segunda parte, *Disponibilidad de opioides*, de la publicación complementaria *Alivio del dolor en el cáncer*.

Es esencial una voluntad firme que asegure que las sustancias y los agentes anestésicos opioides y no opioides estén disponibles, y que la legislación que rige el comportamiento profesional del personal de salud no coarte el tratamiento adecuado del dolor del cáncer en los niños. Habría que establecer una política nacional que comprendiera la introducción escalonada de un programa de alivio del dolor en el cáncer, empezando por los grandes centros oncológicos y haciéndolo extensivo a los hospitales provinciales y los centros de salud comunitarios. De ese modo se facilitaría la implantación de un sistema nacional estructurado y coordinado de educación del personal sanitario en el tratamiento del dolor y otros síntomas frecuentes del cáncer. También se debería asegurar la disponibilidad de las sustancias necesarias, en particular de analgésicos opioides, y de un tratamiento continuado paliativo y de apoyo para todos los niños con cáncer.

La ejecución por etapas de un programa de ese tipo debería estar sujeta a supervisión y evaluación continuas. Bien ejecutado, debería conducir a:

- la adopción de una política oficial de control del dolor;
- métodos racionales de evaluación del dolor;
- la disponibilidad permanente y el empleo racional de los medicamentos adecuados, opioides, no opioides y coadyuvantes;

- el uso adecuado de terapias no farmacológicas;
- programas didácticos sobre el alivio del dolor y el tratamiento paliativo del cáncer para los profesionales de la salud.

El logro de esos objetivos reflejará el grado de éxito alcanzado en la ejecución nacional del programa, pero el indicador principal de los resultados será el grado de disponibilidad y aplicación de los métodos de alivio del dolor del cáncer y el tratamiento paliativo de la enfermedad en pacientes de centros de salud de las comunidades rurales.

Aspectos organizativos

Los recursos médicos disponibles varían enormemente de unos países a otros, y las recomendaciones que aquí se formulan para el establecimiento de programas de alivio del dolor en el cáncer deberán ser modificadas correspondientemente. La aplicación efectiva de un programa requiere un número suficiente de profesionales de la salud y un abastecimiento adecuado de medicamentos y equipo; también dependerá en gran medida de la voluntad del gobierno de contribuir a satisfacer esos requisitos.

Los principios rectores que deben presidir el establecimiento de una política nacional de alivio del dolor del cáncer en los niños son éstos:

- el dolor del cáncer en los niños es un problema grave que en la actualidad está siendo inadecuadamente evaluado y atendido;
- el dolor de los niños puede y debe ser evaluado;
- es posible valorar y modificar los factores ambientales y humanos que contribuyen al dolor;
- la farmacoterapia, en particular el uso de opioides para aliviar el dolor severo, es la base del tratamiento;
- se deben emplear técnicas físicas, cognitivas, comportamentales y de apoyo para complementar la farmacoterapia;
- un tratamiento óptimo del dolor en el niño con cáncer requiere un planteamiento abarcador que controle todos los factores que intensifican el dolor y el sufrimiento.

Servicios de salud

En la plantilla de todo hospital y unidad oncológica debe haber personas expertas en el tratamiento del dolor. La responsabilidad del control del dolor debe ser compartida por todas las disciplinas que intervienen en el cuidado de los pacientes – anestesiología, oncología, pediatría, psicología y enfermería –, y por el personal encargado de la asistencia social y pastoral. Miembros del equipo sanitario aconsejarán y atenderán a los pacientes mientras éstos se encuentren en el hospital, y deben trazar los planes de tratamiento adecuados para los niños que se reintegren al hogar. Lo ideal sería que el hospital que cuenta con una unidad de oncología pudiera suministrar todo el tratamiento necesario para el control del dolor y el alivio de otros síntomas del cáncer, incluidos medicamentos, radioterapia y bloqueo específico de vías nerviosas regionales.

Centros de salud

Los centros de salud reciben distintas denominaciones en los diferentes países, pero todos ellos suministran asistencia médica esencial en la comunidad. Deberían también suministrar tratamiento para el dolor cuando los niños con cáncer son atendidos en el hogar. La asistencia hospitalaria, ya sea ambulatoria o en régimen de internamiento, debería limitarse al mínimo necesario para establecer y mantener un plan adecuado de control del dolor, que a continuación pueda ser seguido en la comunidad bajo supervisión médica continua. El personal sanitario debe ser adiestrado a evaluar el estado de los niños, asesorar a sus familias sobre los diversos aspectos del tratamiento, entender los principios que subyacen al empleo de terapias farmacológicas y no farmacológicas en el tratamiento del dolor, y proporcionar apoyo psicosocial tanto a los niños como a sus familias.

Hospicios y asistencia domiciliaria

El tratamiento paliativo debería ser reconocido como parte integral del tratamiento del cáncer y a su vez incluir el apoyo psicosocial a los familiares, que son los cuidadores primarios del niño. Para la familia y los amigos próximos de un niño moribundo es esencial recibir apoyo adicional. En cierto número de países desarrollados se cuenta con organizaciones especializadas de asistencia a domicilio, hospicios, instituciones de asistencia de relevo y unidades de cuidados paliativos en los hospitales (*40, 41*). Ya sea que ayuden a la familia a atender al niño en el domicilio o le ofrezcan un hogar especial, su objeto no son sólo la enfermedad y sus síntomas, sino el sufrimiento del niño y los factores que inciden en él.

En todo el mundo se deberían implantar programas de asistencia domiciliaria para ayudar a la familia a suministrar cuidados paliativos. Los servicios de cuidados paliativos que ya existen se deberían ampliar con servicios especializados para niños, y el personal sanitario debería recibir formación en cuidados paliativos. La política gubernamental debería dejar fuera de duda que los servicios de cuidados paliativos son parte integral de los servicios de salud, y hacer hincapié en la importancia de desarrollar los mejores métodos de asistencia a los niños con cáncer.

Resumen de las principales propuestas

Recomendaciones clínicas

1. El dolor severo en los niños con cáncer es una urgencia y debe ser tratado con celeridad.
2. Se debe emplear un enfoque multidisciplinario que ofrezca tratamiento paliativo completo.
3. Junto a la farmacoterapia adecuada para aliviar el dolor se deben emplear técnicas prácticas, cognitivas, comportamentales, físicas y de apoyo.
4. El dolor y la eficacia de su alivio se deben evaluar periódicamente durante todo el curso del tratamiento.
5. Siempre que sea posible se debe determinar el origen del dolor y tratar la causa subyacente.
6. El dolor producido por procedimientos se debe tratar de forma enérgica.
7. Para seleccionar la medicación analgésica se debe emplear la «escalera analgésica» de la OMS, esto es, el tratamiento del dolor se debe acometer por peldaños, en cada uno de los cuales sea la severidad del dolor que padece el niño lo que determine el tipo de analgésico y su dosis.
8. Los analgésicos se deben administrar por vía oral siempre que sea posible.
9. Se deben corregir las ideas equivocadas acerca de la «adicción» a opioides y el uso indebido de drogas. El miedo a la adicción en los pacientes que reciben opioides para el alivio del dolor es un problema que hay que resolver.
10. La dosis apropiada de un opioide es aquella que efectivamente alivia el dolor.
11. Las dosis de analgésico adecuadas deben darse «por el reloj», es decir, a horas fijas, no «según sea necesario».

12. Se debe administrar una dosis de analgésico suficiente para que el niño pueda dormir durante toda la noche.
13. Los efectos secundarios deben ser previstos y tratados enérgicamente, y los efectos del tratamiento se deben valorar con regularidad.
14. Cuando se reduce o se suspende el uso de opioides se deben rebajar las dosis gradualmente para evitar que se recrudezca el dolor o aparezcan síntomas de abstinencia.
15. El tratamiento paliativo para los niños que mueren de cáncer debe ser parte de un planteamiento completo que aborde no sólo sus síntomas físicos sino también sus necesidades psicológicas, culturales y espirituales. Debería ser posible suministrar ese tratamiento en el propio hogar del niño si éste lo desea.

Recomendaciones administrativas y educacionales

1. Los gobiernos nacionales deberían considerar el establecimiento de programas de alivio del dolor para los niños con cáncer, basados en estas pautas. Entre las instituciones participantes deberían estar los ministerios de sanidad, los órganos responsables de la regulación del uso de drogas, de la educación y de la aplicación de la ley, las asociaciones nacionales de profesionales de la salud y las organizaciones de lucha contra el cáncer. Se debería intentar recaudar o reasignar fondos para el alivio del dolor en el cáncer infantil.
2. Los gobiernos deberían compartir sus experiencias para diseñar sistemas de regulación del uso de drogas que garanticen que la legislación orientada a combatir el abuso de estupefacientes no impida que los niños con cáncer reciban los medicamentos necesarios para el alivio del dolor.
3. Se deberían revisar las prácticas normativas y administrativas nacionales que se aplican a la distribución de analgésicos opioides orales, y reformarlas en caso necesario para asegurar la disponibilidad de dichas sustancias para los pacientes de cáncer.

4. Los gobiernos deberían alentar a los profesionales de la salud a notificar a las autoridades pertinentes cualquier eventualidad en la que los opioides orales no estén disponibles para los pacientes de cáncer que los necesiten.
5. Las pautas para el alivio del dolor y el tratamiento paliativo en el cáncer infantil deberían ser evaluadas por los centros nacionales del cáncer y ser divulgadas progresivamente a nivel comunitario.
6. Dentro de los límites correspondientes a su nivel de formación, los profesionales de la salud deberían aprender a evaluar el dolor del cáncer y las maneras de tratarlo.
7. Se debería fomentar el estudio del tratamiento del dolor del cáncer en la forma adecuada a las necesidades de cada país. Dicho estudio debería comprender la evaluación de los métodos existentes de alivio del dolor y de las consecuencias derivadas de reformas en la regulación del uso de drogas y en la educación profesional.
8. En los programas de estudios de grado y posgrado, exámenes y certificaciones para médicos, enfermeras y otros profesionales de la salud se debería hacer hincapié en el dominio del control del dolor.
9. Los familiares de los niños con cáncer deberían ser instruidos en su asistencia domiciliaria a través de los sistemas de atención sanitaria existentes en la comunidad.

Referencias

1. Robison L. L. General principles of the epidemiology of childhood cancer. En: Pizzo P. A. et al., eds. *Principles and practice of pediatric oncology*, 2ª ed. Filadelfia, Lippincott, 1993:3–10.
2. *Cancer statistics review 1973–1987*. Washington, DC, US Department of Health and Human Services (National Institutes of Health Publication No. 90-2789).
3. Magrath I. et al. Pediatric oncology in less developed countries. En: Pizzo P. A. et al., eds. *Principles and practice of pediatric oncology*, 2ª ed. Filadelfia, Lippincott, 1993:1225–1252.
4. Miser A. W. et al. The prevalence of pain in a pediatric and young adult cancer population. *Pain*, 1987, 29:79–83.
5. International Association for the Study of Pain, Subcommittee on Taxonomy. Pain terms: a list with definitions and notes on usage. *Pain*, 1979, 6:249–252.
6. Melzack R., Wall P. *Textbook of pain*, 3ª ed. Londres, Churchill Livingstone, 1994.
7. McGrath P. A. *Pain in children: nature, assessment and treatment*. Nueva York, Guilford Publications, 1990.
8. Pichard-Leandri E., Gauvain-Piquard A. *La douleur chez l'enfant*. París, McGraw-Hill, 1989.
9. Schechter N. L., Berde C., Yaster M. *Pain in infants, children and adolescents*. Baltimore, MD, Williams & Wilkins, 1992.
10. Ross D. M., Ross S. A. *Childhood pain: current issues, research, and management*. Baltimore, MD, Urban & Schwarzenberg, 1988.
11. McGrath P. J., Unruh A. *Pain in children and adolescents*. Amsterdam, Elsevier, 1987.
12. Doyle D., Hanks G. W. C., MacDonald N. Introduction. En: Doyle D. et al., eds. *Oxford textbook of palliative medicine*. Oxford, Oxford University Press, 1993:1–8.
13. *Alivio del dolor y tratamiento paliativo en el cáncer. Informe de un Comité de Expertos de la OMS*. Ginebra, Organización Mundial de la Salud, 1990 (OMS, Serie de Informes Técnicos, Nº 804).
14. Stjernswärd J. Palliative medicine – a global perspective. En: Doyle D. et al., eds. *Oxford textbook of palliative medicine*. Oxford, Oxford University Press, 1993:803–816.
15. Miser A. W., Miser J. S. Management of childhood cancer pain. En: Pizzo P. A. et al., eds. *Principles and practice of pediatric oncology*, 2ª ed. Filadelfia, Lippincott, 1993:1039–1050.

16. Schechter N. L., Altman A., Weisman S. Report of the Consensus Conference on the Management of Pain in Childhood Cancer. *Pediatrics*, 1990, 86(5) (suppl.).
17. Fowler-Kerry S. Adolescent oncology survivors' recollection of pain. *Advances in pain research therapy*, 1990, 15:365–371.
18. Porter F. Pain assessment in children: infants. En: Schechter N. L. et al., eds. *Pain in infants, children and adolescents*. Baltimore, MD, Williams & Wilkins, 1993:87–96.
19. McGrath P. A., de Veber L. L. The management of acute pain evoked by medical procedures in children with cancer. *Journal of pain and symptom management*, 1986, 1:145–150.
20. Fondo de las Naciones Unidas para la Infancia (UNICEF). *Estado Mundial de la Infancia*. Nueva York, 1991.
21. Fowler-Kerry S., Lander J. R. Management of injection pain in children. *Pain*, 1987, 30:169–175.
22. Kuttner L., Bowman M., Teasdale M. Psychological treatment of distress, pain, and anxiety for young children with cancer. *Journal of developmental and behavioural pediatrics*, 1988, 9:374–381.
23. Hilgard J., LeBaron S. *Hypnotherapy of pain in children with cancer*. Cambridge, MA, MIT Press, 1984.
24. Zeltzer L., LeBaron S. Hypnosis and non-hypnotic techniques for reduction of pain and anxiety during painful procedures in children and adolescents with cancer. *Journal of pediatrics*, 1982, 101:1032–1035.
25. Eland J. M. Minimizing injection pain associated with prekindergarten immunizations. *Issues in comprehensive pediatric nursing*, 1982, 5:361–372.
26. Lander J., Fowler-Kerry S. TENS for children's procedural pain. *Pain*, 1991, 52:209–216.
27. Maunuksela E. L., Korpela R. Double-blind evaluation of a lignocaine-prilocaine cream (EMLA) in children. *British journal of anaesthesia*, 1986, 58:1242–1245.
28. Shapiro B., Cohen D., Howe C. Use of patient-controlled analgesia for patients with sickle-cell disease. *Journal of pain and symptom management*, 1991, 6:176.
29. Maunuksela E. L. Nonsteroidal anti-inflammatory drugs in pediatric pain management. En: Schechter N. L. et al., eds. *Pain in infants, children and adolescents*. Baltimore, MD, Williams & Wilkins, 1993:135–143.
30. Maunuksela E. L., Olkkola K. Pediatric pain management. *International anesthesiology clinics*, 1991, 29:37–55.
31. Yaster M., Deshpande J. K. Management of pediatric pain with opioid analgesics. *Journal of pediatrics*, 1988, 13:421–429.
32. Miser A. W. et al. Continuous subcutaneous infusion of morphine in children with cancer. *American journal of diseases of childhood*, 1983, 137:383–385.

REFERENCIAS

33. Miser A. W. et al. Prospective study of continuous intravenous and subcutaneous morphine infusions for therapy-related or cancer-related pain in children and young adults with cancer. *Clinical journal of pain*, 1986, 2:101–211.
34. Kaiko R. F. et al. Central nervous system excitatory effects of meperidine in cancer patients. *Annals of neurology*, 1983, 13:180–185.
35. Koocher G. P., Berman S. J. Life threatening and terminal illness in childhood. En: Levine M. D. et al., eds. *Developmental-behavioural pediatrics*. Filadelfia, WB Saunders, 1983:488–501.
36. Howell D. A., Martinson I. M. Management of the dying child. En: Pizzo P. A. et al., eds. *Principles and practice of pediatric oncology.* 2ª ed. Filadelfia, Lippincott, 1993:1115–1124.
37. Stevens M. M. Paediatric palliative care – family adjustment and support. En: Doyle D. et al., eds. *Oxford textbook of palliative medicine.* Oxford, Oxford University Press, 1993:707–717.
38. Betz C. L., Poster E. C. Children's concepts of death: implications for pediatric practice. *Nursing clinics of North America*, 1984, 19:341–349.
39. Goldman A. *Care of the dying child.* Oxford, Oxford University Press, 1994.
40. Corr C. A., Corr D. M. Pediatric hospice care. *Pediatrics*, 1985, 76:774–780.
41. Burne S. R., Dominica F., Baum J. D. Helen House – a hospice for children: analysis of the first year. *British medical journal*, 1984, 289:1665–1668.

Bibliografía recomendada

Acute pain management in infants, children and adolescents: operative and medical procedures. A quick reference guide for clinicians. Rockville, MD, US Department of Health and Human Services, Public Health Service, 1992 (AHCPR Publication No. 92-0020).

Armstrong-Dailey A, Goltzer SZ. *Hospice care for children.* Nueva York, Oxford University Press, 1993.

Collins JJ, Grier HE, Kinney HC. Control of severe pain in children with terminal malignancy. *Journal of pediatrics,* 1995, 126:653–656.

Finley GA, McGrath PJ, eds. *Measurement of pain in infants and children. Progress in pain research and management, Vol. 10.* Seattle, WA, IASP Press, 1998.

Frager G. Palliative care and terminal care of children. *Children and adolescent psychiatric clinics of North America,* 1997, 6(4):889–909.

Management of cancer pain. Clinical practice guideline, No. 9, Rockville, MD, US Department of Health and Human Services, Public Health Service, 1994 (AHCPR Publication No. 94-0592).

McGrath PJ, Finley GA, Turner CJ. *Making cancer less painful: a handbook for parents* (USA edition). Halifax, Nova Scotia, 1992.

Roy D. When children have to die . . . Pediatric palliative care. A special thematic issue. *Journal of palliative care,* 1996, 12(3):3–59.

Siever BA. Pain management and potentially life-shortening analgesia in the terminally ill child: the ethical implications for pediatric nurses. *Journal of pediatric nursing,* 1994, 9(5):307–312.

Solomon R, Saylor CD. *National Cancer Institute's pediatric pain management: a professionnal course.* East Lansing, MI, Michigan State University, 1995.

Yaster M et al., eds. *Pediatric pain management and sedation handbook.* St Louis, MO, Mosby, 1997.